Palliative Care und Forschung

Reihe herausgegeben von
M. W. Schnell, Witten/Herdecke, Deutschland
C. Schulz-Quach, London, United Kingdom
C. Dunger, Witten/Herdecke, Deutschland

Palliative Care ist eine interprofessionelle, klinisch und kommunikativ ausgerichtete Teamleistung, die sich an Patienten und deren Angehörige richtet. Bei der Versorgung eines Palliativpatienten geht es nicht nur um die Behandlung krankheitsbedingter Symptome, sondern vor allem auch um Zuwendung an die Adresse eines Patienten, um die Schaffung geeigneter Versorgungsangebote, um die Unterstützung von Familien und um konkrete Mitverantwortung. Über die Erfahrungswelten von Palliativpatienten in Deutschland gibt es nur wenige Erkenntnisse. In diesem Bereich besteht ein Forschungsbedarf, der sich auf Sachthemen wie die subjektiven Sichtweisen von Patienten und Angehörigen, auf Interaktionen am Lebensende, auf Lebenswelten des Sterbens und nicht zuletzt auf soziale Strukturen von Versorgungseinheiten bezieht. Diese und andere Sachthemen können durch qualitative und sozialwissenschaftliche Forschungsmethoden erschlossen werden, die in Deutschland bislang nur sehr selten im Bereich der Erforschung von Palliative Care eingesetzt werden. Die Reihe Palliative Care und Forschung möchte mithelfen, diesen Mangel im deutschen Sprachraum zu beseitigen.

Reihe herausgegeben von

Martin W. Schnell
Private Universität Witten/Herdecke
gGmbH Witten, Deutschland

Christine Dunger
Private Universität Witten/Herdecke
gGmbH Witten, Deutschland

Christian Schulz-Quach
King's College
London, United Kingdom

Weitere Bände in der Reihe http://www.springer.com/series/11108

Martin W. Schnell · Christine Dunger
Christian Schulz-Quach
(Hrsg.)

Pflege bei Atemnot am Lebensende

Methodische Anwendung einer Rahmenanalyse

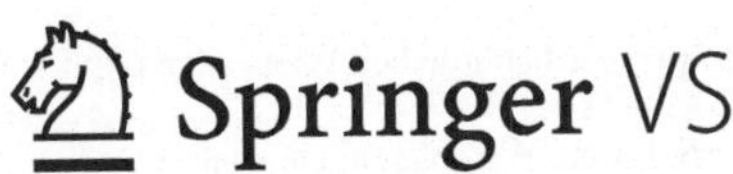

Hrsg.
Martin W. Schnell
Witten/Herdecke, Deutschland

Christian Schulz-Quach
London, United Kingdom

Christine Dunger
Witten/Herdecke, Deutschland

ISSN 2625-2708 ISSN 2625-2716 (electronic)
Palliative Care und Forschung
ISBN 978-3-658-24171-1 ISBN 978-3-658-24172-8 (eBook)
https://doi.org/10.1007/978-3-658-24172-8

Die Deutsche Nationalbibliothek verzeichnet diese Publikation in der Deutschen Nationalbibliografie; detaillierte bibliografische Daten sind im Internet über http://dnb.d-nb.de abrufbar.

Springer VS

Springer VS ist ein Imprint der eingetragenen Gesellschaft Springer Fachmedien Wiesbaden GmbH und ist ein Teil von Springer Nature
Die Anschrift der Gesellschaft ist: Abraham-Lincoln-Str. 46, 65189 Wiesbaden, Germany

Vorwort

Palliative Care ist eine interprofessionelle, klinisch und kommunikativ ausgerichtete Teamleistung, die sich an Patienten und deren Angehörige richtet. Bei der Versorgung eines Palliativpatienten geht es nicht nur um die Behandlung krankheitsbedingter Symptome, sondern vor allem auch um Zuwendung an die Adresse eines Patienten, um die Schaffung geeigneter Versorgungsangebote, um die Unterstützung von Familien und um konkrete Mitverantwortung. Manchmal sind diese interpersonalen und sozialen Hilfeleistungen in einem entsprechenden, ambulanten oder stationären Setting die einzige Leistung, die von der Palliativversorgung am Lebensende noch erbracht werden kann.

Über die Erfahrungswelten von Palliativpatienten und Hospizgästen in Deutschland gibt es nur wenige Erkenntnisse. In diesem Bereich besteht ein Forschungsbedarf, der sich auf Sachthemen wie die subjektiven Sichtweisen von Patienten und Angehörigen, auf Interaktionen am Lebensende, auf Lebenswelten des Sterbens und nicht zuletzt auf soziale Strukturen von Versorgungseinheiten bezieht.

Diese und andere Sachthemen können durch qualitative, quantitative und andere Forschungsmethoden, die im weitesten Sinne sozialwissenschaftlich ausgerichtet sind, erschlossen werden. Diese Methoden sind in Deutschland bislang nur sehr selten im Bereich der Erforschung von Palliative Care eingesetzt worden.

Die Buchreihe Palliative Care und Forschung möchte mithelfen, diesen Mangel im deutschen Sprachraum zu beseitigen. Zu diesem Zweck bietet jeder Band der Reihe:

- die Darstellung einer qualitativ bzw. sozialwissenschaftlich ausgerichteten Methode,
- eine wissenschaftstheoretische Reflexion dieser Methode,
- eine Studie, die die Erschließungskraft der Methode im Bereich Palliative Care bei der Arbeit vorstellt und die damit zugleich Wissen über bestimmte Aspekte der Erfahrungswelten von Palliativpatienten präsentiert,
- die Kommentierung ausgewählter Primär- und Sekundärliteratur zur dargestellten Methode.

Diese Buchreihe richtet sich an: Forscher, Nachwuchswissenschaftler, evidenzbasiert arbeitende Versorger (Ärzte, Pflegende, Therapeuten), Studierende im Bereich von Palliative Care.

****

Im Mittelpunkt des durchlebten und begleiteten Lebensendes von Patienten steht unter anderem eine spezielle *Diversität*. Damit ist eine Besonderheit jener sozialen Beziehungen gemeint, die es nur am Lebensende gibt, weil sie das Lebensende selbst ausmacht: ein Mensch wird auf absehbare Zeit versterben und damit die Welt verlassen, die anderen, ihn begleitenden Menschen (Angehörige, Heilberufler, freiwillige Helfer) werden weiter leben und das Sterben des Versterbenden organisieren. Diese Diversität zeigt sich als eine Asymmetrie von Lebensbeendigung und Fortleben, innerhalb derer die Welt als gemeinsam geteilter Lebensraum langsam versinkt (vgl. dazu: M.W. Schnell/Chr. Schulz: *Basiswissen Palliativmedizin*, 2. Aufl. 2014, Springer Verlag: Berlin/Heidelberg, Kap. 3). Bereits erschienen ist ein Fotoband „30 Gedanken zum Tod“ (Martin W. Schnell/Christian Schulz, Berlin 2016), der die Problematik aus künstlerischer Sicht betrachtet.

Diversität als ein wesentlicher Aspekt des Lebensendes ist allen Forschungen, die der Palliativversorgung, dem Tod, den Angehörigen eines Sterbenden, den Mitgliedern eines Palliative Care Teams, den Bürgern eines Hopizes gelten, gegenwärtig. Ihn berücksichtigt auch der Editionsplan der Buchreihe „Palliative Care und Forschung“.

Band	**Hrsg./Autoren**	**Titel**	**Methode**	**erschienen**
1	Schnell/Schulz/ Kolbe/Dunger	Der Patient am Lebensende	Qualitative Inhaltsanalyse	2013
2	Schnell/Schneider/ Kolbe	Sterbewelten	Ethnographie	2014
3	Schnell/Schulz/ Heller/Dunger	Palliative Care und Hospiz	Grounded Theory	2015
4	Schnell/Schulz/ Kuckartz/Dunger	Junge Menschen sprechen mit sterbenden Menschen	Typologie	2016
5	Schnell/Schulz/ Atzmüller/Dunger	Ärztliche Werthaltungen gegenüber nichteinwilligungsfähigen Patienten	Faktorieller Survey	2017
6	Schnell/Schulz-Quach/ Dunger	30 Gedanken zum Tod	Framework Analysis	2018

Der hier nun vorliegende Band 7 („*Pflege bei Atemnot am Lebensende. Methodische Anwendung einer Rahmenanalyse*“) befasst sich mit einer ethisch sehr brisanten Situation.

Patienten mit Atemnot sind vulnerable Personen. Sie haben Panik und manchmal Todesangst. Sie befinden sich in der fremden Umgebung des Krankenhauses oder sind möglicherweise kürzlich in ein Hospiz gezogen. In dieser Situation entscheiden zumeist Pflegende vor Ort, welche (pflegerischen) Maßnahmen den Patienten helfen können. Diese Entscheidungen liegen im Verantwortungsbereich professionell Pflegender und sind nicht zu verwechseln mit medizinischen Entscheidungen zu Therapieverfahren.

Wie alle Formen der Entscheidungsfindung unterliegen sie jedoch verschiedenen Einflussfaktoren. Diese können am Leitfaden der auf Erving Goffman zurückgehenden Methode der Rahmenanalyse erforscht werden. Da die Rahmenanalyse keine Analysemethode ist und Goffman sich in seinen Analysen jeglicher Formalisierung widersetzte, verfügt sie über keine hohe Validität. Dem wird mittels der Einbettung in Elemente der Grounded Theory begegnet.

Bei der Studie handelt es sich um eine bislang nur elektronisch zur Verfügung gestellte Dissertation. Mit diesem Buch werden Bestandteile in einem Fachverlag veröffentlicht, die im Wesentlichen auf dem Originalmanuskript beruhen.

Für ihre unverzichtbare Mithilfe bei der Erstellung des Manuskripts bedanken wir uns bei Kerstin Pospiech und Lukas Nehlsen vom *Lehrstuhl für Sozialphilosophie und Ethik* und bei den Mitarbeiterinnen und Mitarbeitern des *Instituts für Ethik und Kommunikation im Gesundheitswesen* der Universität Witten/Herdecke.

Martin W. Schnell
Christian Schulz-Quach
Christine Dunger
im Juli 2018

Inhaltsverzeichnis

1 Die Rahmenanalyse im Lichte der Wissenschaftstheorie

Martin W. Schnell

Wissenschaftstheorie ist eine Reflexion auf die Bedingungen der Möglichkeiten und deren Grenzen, durch die methodisch verfahrende Forschungen empirische Wahrheit, Sinn und Bedeutung hervorbringen. Diese Definition ist im Ausgang von Pierre Bourdieu und Arbeiten zum „medizinischen Feld" im Anschluss an Bourdieu (Schnell 2005, Schnell 2009) gebildet. – Gemäß dieser Perspektive soll zunächst der Zusammenhang von Selbstinterpretation und sozialen Strukturen in der qualitativen Forschung betrachtet werden und vor diesem Hintergrund dann speziell die Rahmenanalyse. In diesem Sinne soll zunächst an das Grundverständnis von Wissenschaftstheorie erinnert werden, das der Buchreihe „Palliative Care und Forschung" insgesamt zugrunde liegt.

1.1 Selbstinterpretationen und soziale Strukturen

Qualitativ ausgerichtete Forschungen dienen dem Versuch, Zugänge zu subjektiven Sichtweisen von Akteuren zu erhalten. Konkrete und bisweilen dichte Beschreibungen sollen besser in der Lage sein, verständlich machen zu können, wie z.B. Menschen mit chronischen Krankheiten leben als dieses durch standardisierte Befragungen möglich wäre. Qualitative Forschungen sind *näher dran* (Flick et al. 2003: 17, 19)!

Harold Garfinkel, einer der Nestoren der qualitativen Soziologie, hebt hervor, dass die Gegenstandsnähe dadurch erreicht wird, dass die wissenschaftlichen Beschreibungen vom „Standpunkt des Mitgliedes" (Garfinkel 1962: 189) jener Alltagswelt erfolgen, die aktuell gerade beschrieben werden soll. Mit anderen Worten: Wer wissen möchte, ob eine Krankenschwester Respekt für ihre Patienten empfindet, frage sie einfach danach!

Der Vorteil der qualitativen Forschung besteht darin, dass anerkannt wird, dass die Selbstinterpretationen von Akteuren zur Konstitution einer sozialen Realität hinzugehören. Durch diese Anerkennung kann Forschung ihren Probanden zusätzlich eine gewisse Mündigkeit ermöglichen, da die Probanden (etwa durch die Verwendung von in-vivo codes) quasi selbst zur Sprache kommen, nicht von rein äußerlichen Kategorien bevormundet werden und somit auch nicht

M. W. Schnell et al. (Hrsg.), *Pflege bei Atemnot am Lebensende*, Palliative Care und Forschung, https://doi.org/10.1007/978-3-658-24172-8_1

hinter einer Expertensprache verschwinden. Besonders dann nicht, wenn außer der Forschung niemand sonst den Probanden eine Stimme verleiht.

Der Nachteil einer bestimmten qualitativen Forschung, die sich zu stark einem Subjektivismus nähert, kann darin bestehen, dass sie die „Illusionen der persönlichen Meinung“ (Pierre Bourdieu) nicht durchschaut. Eine Krankenschwester hat nicht nur deshalb Respekt vor kranken Menschen, weil sie grundsätzlich „alle Patienten liebt“, sondern weil ihr gar nichts anderes übrig bleibt. In ihrer Arbeit ist sie – im Unterschied zum Arzt – einer permanenten Ansprechbarkeit ausgesetzt. Die Selbstinterpretation der Schwester, „für ihre Patienten da zu sein“ macht aus der Not, nämlich ohnehin „da sein“ zu müssen, eine Tugend. Die Tugend, dass Pflegende per se „Anwälte des Patienten“ sind, ist eine Illusion oder stellt sich sehr häufig als eine solche heraus (Schnell 2012).

Um den Illusionen des gesunden Menschenverstandes entkommen zu können, bedarf es einer Objektivierung der subjektiven Sicht der Welt, die von Akteuren vertreten wird (Bourdieu 1970: 41). Diese Objektivierung geschieht durch einen Bruch mit der alltäglichen Sicht der Welt, wie Gaston Bachelard hervorhebt (Bachelard 1974: 19).

Eine objektivierende Betrachtung der sozialen Welt sieht, wie Emile Durkheim sagt, Individuen als Tatsachen an. Diese Betrachtungsweise ist der Feind der Selbstinterpretation des Ich (Alain Touraine)! Die objektivierende Analyse glaubt dem Ich nicht, wenn es sagt, dass es seine Patienten respektiere, weil es sie liebe. Sie sucht nach tieferliegenden Gründen, die dem Bewusstsein verborgen bleiben und findet soziale Strukturen, wie Dienstpläne, Teamkultur auf der Station oder Hierarchien, die es nahe legen, dass sich Pflegende als „Anwälte des Patienten“ bezeichnen. Vor allem dann, wenn ihnen sonst kaum eine bedeutsame Stellung im Krankenhaus eingeräumt wird.

1.2 Reflexion auf soziale Umstände als ein Gütekriterium

Innerhalb der qualitativen Forschung zählt die Sichtbarmachung der sozialen Umstände unter denen der Forscher geforscht hat, als ein weiteres Gütekriterium. Eine solche Selbstreflexion auf soziale Umstände ist erstens sinnvoll, weil der qualitativ Forschende weder unabhängig von seinem Objekt ist, wie dieses beim Laborforscher, der ein Reagenzglas schwenkt, der Fall sein mag, noch freischwebend über ihm rangiert. Er ist vielmehr ein Teil seines Untersuchungsobjekts. Der Psychologe gehört einem Milieu an, der Soziologe ist ein Teil der Gesellschaft, der Historiker ist ein Teil der Geschichte. Die Reflexion ist zweitens sinnvoll, um in der Forschung der „Illusion unmittelbarer Evidenz oder der unbewußten Universalisierung einer singulären Erfahrung“ (Bourdieu et al. 1991: 83f) zu entkommen.

Die Illusion unmittelbarer Evidenz!
Ein Forscher führt ein Interview mit einem Gymnasiallehrer. Der Lehrer berichtet über seine Studentenzeit, die Anfänge im Beruf, die Familiengründung, über Hobbies und Freunde. Der Forscher tritt mit dem Lehrer problemlos in ein tiefes Gespräch ein und glaubt, als Interviewer unmittelbar, also ohne vertiefende Interpretationsarbeit, an die Erfahrungen seines Gesprächspartners herankommen zu können. – Das ist eine Illusion, da der Forscher verkennt, dass er und sein Gesprächspartner sich nur deshalb „so gut verstehen“, weil sie beide demselben sozialen Raum entstammen. Auch der Forscher hat studiert und ist erst nach dem 25. Lebensjahr in einen Beruf eingestiegen und versteht daher, was der Lehrer meint, wenn dieser sagt, dass man „anfangs ohne viel Geld glücklich gewesen und nur mit dem Rucksack in den Süden gefahren“ sei.
Eine völlig andere Erfahrung hätte der Forscher gemacht, wenn er eine Person vom anderen Ende des sozialen Raums, also etwa einen Bürgerkriegsmigranten von einem fernen Kontinent, als Gesprächspartner angetroffen hätte.

Ein Instrument zur Vermeidung der Illusion unmittelbarer Evidenz und problematischer Universalisierungen ist die Reflexion auf die sozialen Umstände des Forschens etwa durch eine „Soziologie der Soziologie“ (Bourdieu 1985: 50). In dieser von Bourdieu im Ausgang von Husserl bezeichneten Reflexion wird das Erkenntnissubjekt selbst zum Gegenstand gemacht. Es erkennt dann, dass es als Akademiker auch innerhalb von Forschung eine andere soziale Nähe zu einem Lehrer als zu einem Migranten haben kann und dass diese Nähe nicht „intuitiv“ oder „unmittelbar“ zustande kommt, sondern der Stellung im sozialen Raum zu verdanken ist.

Die qualitative Forschung ist dem Verdacht bloßer Meinungsmache ausgesetzt. Forscher sammeln Zitate und versuchen damit Thesen zu belegen! Die Anwendung von Gütekriterien kann helfen, diesen Verdacht zu entkräften.

1.3 Subjektivismus/Objektivismus

Der Nachteil einer rein objektivierenden Betrachtung, die sich auf die Beschreibung sozialer Umstände beschränken würde, kann darin bestehen, dass sie soziale Strukturen als autonome handlungsfähige Größen betrachtet (ähnlich wie dieses die Neurobiologie mit dem menschlichen Hirn tut), die Akteure wie Marionetten durch das Schauspiel einer sozialen Welt dirigieren. Die Selbstsicht von Personen, die die qualitative Forschung in den Mittelpunkt ihrer Bemühungen rückt, würde dadurch entwertet werden.

In der Forschung gilt es, Subjektivismus und Objektivismus zu vermeiden! Eine empirisch verfahrende Wissenschaft sollte daher den Zusammenhang zwischen Selbstinterpretationen von Akteuren und sozialen Strukturen, innerhalb derer sich Akteure bewegen, sprechen und handeln, nicht aus dem Blick verlieren.

1.4 Daten – was ist das eigentlich?

„Everything is data!" Dieser bekannte Slogan taucht immer wieder in Forschungshandbüchern auf. Danach seien alle Informationen, denen ein Forscher während seiner Forschung begegnet, Daten und als solche auswertbar. Dem steht allerdings die Tatsache gegenüber, dass Forschung methodisch verfährt und dass Methoden selektiv ansetzen. Meist, fast immer, werden nicht alle Informationen als Daten behandelt, sondern nur bestimmte (Kuckartz 2012, 41f). Entweder, das von Probanden Gesagte oder das Geschriebene oder das Getane oder die sie umgebenden Strukturen usw. Methoden sind selektiv angelegt, weil sie aus den verfügbaren Informationen meist nur bestimmte als Daten herauspräparieren und dann auswerten. Auch Methodentriangulationen ermöglichen keine definitive Totalerhebung, sondern nur weiter gefasste Datensätze. Selektivität kann auch hier nicht grundsätzlich umgangen werden. Es gibt demnach nicht Daten schlechthin, sondern aus dem Pool vieler Informationen werden *bestimmte Informationen als Daten* ausgewählt und bearbeitet. Die übrigen Informationen werden in das thematische Feld geschoben, wie Aron Gurwitsch sagen würde, oder gänzlich als irrelevant unbeachtet gelassen. Als Beispiel dafür kann die Regelung von Transkriptionen gelten.

Auszug aus der Transkription eines Interviews durch eine Studierende in einer forschungspraktischen Übung.
Interviewer: „Mich würde noch interessieren [*eine Uhr schlägt*], was Sie in dieser Situation [*ein vorbeifahrendes Auto ist im Hintergrund zu hören*] getan haben. Arzt: „Als der Patient auf unsere Station [*ein Auto hupt*] kam, haben wir ihn sofort [*Kindergeschrei*] untersucht. …."
Bewertung durch den Dozenten: Das Schlagen der Uhr und die Geräusche im

Hintergrund mögen sich faktisch während des Interviews ereignet haben und daher auch auf dem Tonband zu hören sein, sie sind aber für die Forschung selbst unwichtig und müssen daher nicht transkribiert und ausgewertet werden. Das Schlagen der Uhr hat auf die Erinnerung des Arztes offenbar keinen Einfluss und definitiv auch nicht auf die zurückliegende Behandlung des Patienten, die für die Forschungsfrage allein relevant ist.

Wie werden aus Informationen nun Daten? Durch Unterscheidungen! Die meisten Methoden zur Datenerhebung treffen solche Unterscheidungen explizit, indem sie sich auf bestimmte Informationen als Datenquellen ausrichten. Das Gesagte im Unterschied zur Hintergrundatmosphäre oder das Gesagte im Unterschied zum Getanen oder das Getane im Unterschied zum Geschriebenen oder das Geschriebene im Unterschied zu sozialen Interaktionen usw. Als Datenträger treten dabei auf: der Text (enthält Gesagtes), das Protokoll (enthält Beobachtetes), das Strukturreview (enthält institutionelle Daten) usw.

Die Durchführung einer Unterscheidung bedeutet, dass bestimmte Informationen als Daten aufgefasst und behandelt werden, andere aber nicht. Für diese Auffassung und Behandlung können drei Faktoren maßgeblich sein: die Bestimmung einer Relevanz der Informationen für die Fragestellung, die Totalität einer Institution, in der die Studie stattfindet und die Daten gewonnen werden und das Gewicht impliziten Wissens der Teilnehmer bzw. der Informationsgeber.

Für die Auffassung und Behandlung bestimmter *Informationen als Daten* können drei Faktoren maßgeblich sein:
a) die Bestimmung einer *Relevanz*, b) die *Totalität* einer Institution, c) das Gewicht *impliziten Wissens*.

a) Die Unterscheidung, die bestimmte Informationen zu Daten und andere zu Nichtdaten macht, erfolgt entlang dessen, was Alfred Schütz als das *Problem der Relevanz* (Schütz 1971) bezeichnet: etwas wird als bedeutsam thematisiert oder legt sich als bedeutsam auf, anderes rückt zur Seite oder wird dahin geschoben. Die Entstehung einer entsprechenden Scheidelinie kann als einfacher und reversibler Schnitt geschehen. Eine einfache Operation in dieser Hinsicht ist die *Zusammenfassung*.

Ein Arzt hat einen zehnstündigen Nachtdienst hinter sich und wird im Nachgang gebeten, davon zu berichten. Vor dem Hintergrund, dass die erlebte Zeit (der 10 Stunden dauernde Dienst) und die erzählte Zeit (der fünfminütige Bericht über diesen Dienst) nicht identisch sind, kann die Zusammenfassung das Relevante darbieten und damit Irrelevantes unthematisiert lassen. Weil das, was als relevant gilt, relativ ist, kann es vorkommen, dass der Interviewer anderes für wichtig als der Arzt erachtet und daher nach- und weiterfragt.

Komplex wird die Aufgabe, das als relevant Bestimmte in Begriffen zu fixieren, wenn es als solches sprachfern verfasst ist. Von der Philosophie und der Psychologie der Landschaft (Georg Simmel, Kurt Lewin) ist darauf hingewiesen worden, dass Stimmungen und Atmosphären eine soziale Situation maßgeblich prägen können, es aber schwierig sei, sie aussagekräftig zu erfassen (Böhme 1995). Wie erfasst man eine Atmosphäre als Datensatz?

Die Entstehung jener Scheidelinie kann in den Sektoren des Gesundheitswesens aber auch weniger harmlos geschehen, da es besonders hier viele, zumindest potentiell totale Institutionen gibt.

b) Als *totale Institution* bezeichnet Ervin Goffman eine soziale Ordnung, wenn es 1. eine Gruppe von Schicksalsgenossen gibt, die 2. die meiste Zeit ihres Alltags zusammen an einen Ort verbringen und dabei 3. einheitlichen Regeln und 4. einem institutionellen Plan unterworfen sind (Goffman 1961: 17). Eine totale Institution tendiert dazu, eine Binnenmoral auszubilden, eine eigene Zeitlichkeit, ja eine eigene Lebenswelt zu bilden. Zu denken ist an das Militär, die Schule, das Internat, aber auch an das Krankenhaus, das Alten- und Pflegeheim.

> In einer Untersuchung über die soziale Wirklichkeit in einem Krankenhaus der Regelversorgung konnten Forscher zeigen, dass das Krankenhaus eine in sich geschlossene Welt bildet. In der Institution existieren fast keine Anzeichen dafür, dass eine Außenwelt existiert. Im Aufenthaltsraum kleben im Juli noch Osterhasen an den durchsichtigen Scheiben. Das Krankenhaus als Institution hat sich vom Kalender der öffentlichen Zeit abgekoppelt und bezieht sich nur auf sich selbst. Ein solcher Selbstbezug kann die Entstehung einer totalen Institution begünstigen.

In einer totalen Institution ist die Scheidelinie zwischen Relevantem und Nichtrelevantem durchaus problematisch. Michel Foucault zeigt dieses am Beispiel der Psychiatrie. „Man weiß, daß man nicht das Recht hat, alles zu sagen, dass man nicht bei jeder Gelegenheit von allem sprechen kann, daß schließlich nicht jeder beliebige über alles beliebige reden kann." (Foucault 1977: 7) Das heißt, dass hier nur bestimmte Informationen als Daten (etwa durch das Sagen in einem Interview) auftreten können und dass die Scheidelinie zwischen Gesagtem und Nichtgesagtem durch Macht, also auf eine nichtharmlose Weise, gezogen wird! Das Nichtgesagte kann möglicherweise aber auch wichtig sein. Wenn man es als Datensatz gewinnen möchte, kann sich die Forschung wohl nicht nur auf das

Gesagte als Quelle des Wissens beziehen (Schnell 2006). Meist interessieren sich Forschungen nur für das Gesagte, Explizite und Offenbare.

c) Der Blick auf die Genese des Gesagten, das dann in Interviews und Texten als Datensatz fixiert werden kann, ist nicht nur hinsichtlich der Beachtung von Prozessen der Macht in totalen Institutionen wichtig, sondern immer dann, wenn es auf die Unterscheidung zwischen Gesagtem und Nichtgesagtem ankommt. Das ist häufig schon bei elementaren Beschreibungen der Fall, in denen implizites Wissen zur Geltung gelangt.

Die Krankenschwester geht in das Zimmer des Patienten, gibt ihm die Hand, spricht kurz mit ihm und geht wieder.
Auf die Frage eines Interviewers, was sie im Zimmer des Patienten gemacht habe, sagt sie: „Nichts besonderes. Ich war auf meiner Runde und habe kurz reingesehen.“ Auf die weitergehende Frage, wie es um die aktuelle Verfassung des Patienten stehe, kann sie über Atmung, Gesichtsfarbe, Puls, Temperatur und die Wünsche des Kranken bestens Auskunft geben. Diese Informationen hat sie aus dem kurzen Gespräch und der Berührung gewonnen. Auf die abschließende Frage, wie es ihr gelinge, diese Informationen über den Patienten ohne Fieberthermometer und ohne Stethoskop zu erhalten, antwortet sie: „Das macht die Erfahrung.“
Implizites Wissen ist ein stummes, verkörpertes, leibliches Können und Vermögen, das praktisch wirksam ist, aber meist ungesagt bleibt.

Das implizite Wissen ist eine Herausforderung für die wissenschaftstheoretische Reflexion, weil es sich in gewisser Hinsicht der Thematisierung widersetzt, aber dennoch in der Praxis höchst wirksam ist und eine Unterscheidung zwischen Gesagten und Nichtgesagtem mitbedingt (Schnell 2010, Schnell/Schulz 2010).

In der Forschung gilt es, die Genese von Daten kritisch zu betrachten! Eine empirische verfahrende Wissenschaft sollte den Zusammenhang zwischen dem, was sich als Gesagtes und Getanes zeigt und dem, was nicht in dieser oder in einer andere Weise auftritt, im Blick behalten.

Nach dieser Skizze des Grundverständnisses von Wissenschaftstheorie kommen wir nun zur speziellen Problematik der Rahmenanalyse. Es ist sinnvoll, diese nach Erving Goffman benannte Methode zunächst mit der *Frameanalysis/ Rahmen-Analyse* zu kontrastieren. Trotz ähnlicher Benennung sind beide Methoden nicht identisch.

1.5 Framework Analysis nach Ritchie und Spencer

Die Framework Analysis geht auf Ritchie und Spencer zurück, die sie für den Bereich der empirischen Politikforschung entwickelt haben (vgl.: Ritchie/ Spencer 1994). Inzwischen findet diese Methode auch in der qualitativen Gesundheitsforschung eine Verbreitung (vgl.: Gale et al. 2013).

Die Framework Analysis besteht aus mehreren, logisch aufeinander folgenden Schritten, die eine variable Betrachtung der Daten und ihrer Auswertung ermöglichen (vgl.: Smith/Firth 2011). Diese Schritte beinhalten und bedeuten: ein Vertrautwerden mit den Daten (familiarisation), das Identifizieren wiederkehrender und wichtiger Themen (identify recurring and important themes), ein Indexieren (indexing), eine strukturierte Darstellung (charting), eine Analyse (analysing) und schließlich die finale Interpretation (interpretation). (Eine detaillierte Darstellung und Anwendung der Framework Analysis findet sich in Band 6 der vorliegenden Buchreihe: Martin W. Schnell/Christian Schulz-Quach/ Christine Dunger: 30 Gedanken zum Tod. Die Methode der Framework Analysis, Wiesbaden 2018.)

Im Unterschied zum Konzept von Goffman ermöglicht die Framework Analysis eine größere Formalisierung der Datenanalyse. Damit besteht auch eine größere Objektivität im Sinne der Nachvollziehbarkeit des Verfahrens der Analyse und der Ergebnisse.

1.6 Rahmenanalyse/Framework Analysis

Gemeinsamkeiten zwischen der Framework Analysis nach Ritchie/Spencer und der Rahmenanalyse Goffmans bestehen darin, dass Rahmen als Kontexte und Ordnungen verstanden werden, innerhalb derer Einzelereignisse sortiert, positioniert und sinnhaft ausgerichtet werden können. Ein wesentlicher Unterschied zwischen den beiden Methoden liegt in der Tatsache, dass Rahmen im Sinne Goffmans als Organisationsformen der Alltagserfahrung von Akteuren zugänglich sind, während dieses für die Rahmenkonzepte der Framework Analysis nicht zutrifft. Diese Rahmen sind Kunstprodukte, die der Forscher verwendet, um Datenmaterial zu ordnen. Sie müssen nicht auf die Alltagserfahrung von Akteuren rückbeziehbar sein. Anders konzipiert ist die Rahmenanalyse. Goffman sagt hierzu: „Es ist so, daß die Menschen das, was sie als Organisation ihrer Erfahrung verstehen, zwangsläufig auf eine sich selbst erfüllende Weise stützen. Sie entwickeln ein System von Geschichten mit Moral, von Spielen, Rätseln, Experimenten, spannenden Erzählungen und anderen Drehbüchern, die höchst elegant eine rahmenbezogene Auffassung von der Beschaffenheit der Welt bestätigen." (Goffman 1980, 605)

1.7 Goffmans Forschungsprogramm

Das von Goffman vertretene Forschungsprogramm befasst sich mit dem weiten Feld der *Interaktionen* und das von zwei Seiten her. Einmal betritt Goffman jenes Feld, um Ich/Du-Begegnungen zu untersuchen. Gespräche und nonverbale Gesten wie Berührungen, Blicke, Bewegungen werden von ihm eingehend analysiert. Das macht ihn für die Dialogphilosophie interessant. Zugleich ist er Soziologe, da Begegnungen nicht im leeren Raum stattfinden, sondern durch anonyme Prozesse in Form von Ritualen, Regeln, Rollen, Rahmen und Ordnungen strukturiert sind. Beide Seiten, die philosophische und die soziologische fügen sich in das, was als „Soziologie der Interaktionsordnung" (Raab 2014, 10) bezeichnet werden kann. Dieser geht es insgesamt um den Nachweis, „wie gesellschaftliche Ordnung im sozialen Handeln der Menschen entsteht und sich verändert." (ebd., 14) Die beiden Seiten von Goffmans Forschungsprogramm kommen im Titels eines seiner Spätwerke zur Geltung: *Relations in Public. Microstudies of the Public Order/Das Individuum im öffentlichen Austausch. Mikrostudien zur öffentlichen Ordnungen* (vgl.: Goffman 1974).

1.8 Rahmenanalyse nach Goffman

Als Soziologe vertritt Goffman die Ansicht, dass Menschen die Welt nicht einfach für real und wahr hinnehmen, sondern dieses nur unter bestimmten Bedingungen tun. Diese Bedingungen machen sich als Organisationen der Erfahrung bemerkbar. Der Sinn von gewöhnlichen Alltagserfahrungen und Interaktionen ist von der Organisation der sozialen Welt abhängig. Diese Organisation bezeichnet Goffman mit dem Begriff *Rahmen*. Ein Rahmen ist ein „Organisationsprinzip für Ereignisse." (Goffman 1980, 19) Ohne eine Rahmung sind Ereignisse und Handlungen ohne Sinn. Ein Rahmen macht einen möglicherweise „sinnlosen Aspekt (einer) Szene zu etwas Sinnvollem." (ebd., 31) Wenn man den Sinn eines Ereignisses verstehen oder gar untersuchen möchte, muss der Rahmen, innerhalb dessen das Ereignis Sinn macht, rekonstruiert werden. Der Rahmenanalytiker als Forscher analysiert jene Rahmen.

Während Goffmans Werk vielfach als Komplex von Untersuchungen über den Alltag in Sonderwelten wie Krankenhäusern oder Gefängnissen verstanden worden ist, ändert sich diese Einschätzung ab dem Jahr 1974. Goffman legte damals mit der *Rahmenanalyse* sein zentrales Spätwerk vor, das sich nun der Alltagserfahrung insgesamt zuwendete. Goffman geht daher von einer allgemeinen und sehr offenen Grundfrage aus: „Was geht hier eigentlich vor?" (ebd., 16)

1.9 Verschiedene Rahmen

Ein Mann lässt das Sonnenrollo am Fenster seines Arbeitszimmers herunter. Was geht hier vor? Goffman zufolge lassen sich zwei Rahmungen identifizieren: ein natürlicher und ein sozialer Rahmen. Im Lichte des natürlichen Rahmens betrachtet der Mann die Tatsache, dass die Sonne in sein Fenster scheint, als ein absichtsloses, naturgesetzlich bestimmtes Ereignis. Zugleich agiert er in einem sozialen Rahmen, der festgelegt, dass der Einfall der Sonne störend ist, weil er die reibungslose Sicht auf den Bildschirm seines Computers verhindert. Im Lichte des sozialen Rahmens ist die Handlung des Herunterlassens des Rollos absichtlich, planvoll und zielgerichtet. Schließlich soll das neue Buch fertig geschrieben werden!

Eine Frau spielt Golf, ein Balljunge trägt die Golfschläger der Frau. Was geht hier vor? Im Unterschied zur Situation im sonnigen Arbeitszimmer handelt es sich an dieser Stelle um eine kooperative Tätigkeit zweier Menschen. Dabei kann davon ausgegangen werden, dass aufgrund verschiedenartiger Rahmungen beide Personen während ihrer Kooperation nicht in derselben Sozialwelt handeln. Die Golfspielerin genießt ihre Freizeit, indem sie spielt. Der Balljunge geht hingegen seiner Arbeit nach. Hier handelt es sich um das Miteinander der unterschiedlichen Sicht- und Erfahrungsweisen von möglicherweise reichen Menschen und ärmeren Menschen.

John F. Kennedy ist tot. Was ist hier vor sich gegangen? Der Sinn hängt erneut vom Rahmen ab! Der Gerichtsmediziner legt einen natürlichen Rahmen zugrunde und erläutert die Todesursache: eine Gewehrkugel hat Kennedys Herz und Schädel zerstört. Es ist völlig normal, dass ein menschlicher Organismus daraufhin nicht weiter lebt. Der Beamte der Mordkommission agiert hingegen innerhalb eines sozialen Rahmens, da ihn die Todesart interessiert. Kennedy ist von seinen Widersachern heimtückisch ermordet worden. Das ist in sozialer Hinsicht nicht unbedingt als normal zu bezeichnen.

Ein General steht vor seinen Soldaten und hält eine beschwörende Rede. Plötzlich explodiert eine Bombe. Das Dach der Baracke stürzt ein; der Regen, der bisher nur von außen an die Wände der Behausung klatschte, flutet nun nach innen. Die Soldaten werfen sich unter die in der Baracke stehenden Tische. Was ist hier geschehen? Es kam zu einer Wechselwirkung. Der soziale Vorgang des militärischen Ansprache, der face-to-face ausgerichtet ist, wird durch den anonymen Vorgang der Bombadierung konterkariert. Zudem interferiert der Naturvorangang des Regens in diese Situation, die insgesamt eine Wirklichkeit ausmacht, auf die die Personen reagieren, indem sie sich zu schützen versuchen. Diese Beispiele sind Veranschaulichungen dessen, was Goffman als Rahmen oder Rahmungen bezeichnet.

Natürliche Primärrahmen beziehen sich auf physikalische Ereignisse, soziale Primarrahmen auf Ergebnisse menschlicher Interaktionen. Zwischen beiden Rahmungen kommt es zu Wechselwirkungen. Diese werden von den Personen als Garanten für das Existieren von Wirklichkeit und Alltagsnormalität genommen, selbst wenn sie sich bei näherem Hinsehen als trügerisch erweisen. Wirklichkeit und Alltagsnormalität sind wichtig, weil sich die Grundfrage „Was geht hier eigentlich vor?“ auf ein „Hier“ bezieht und dieses Hier jene angenommene Wirklichkeit und Normalität ist.

1.10 Erkenntnistheorie

Ein Rahmenanalytiker untersucht Organisationsprinzipien für Ereignisse. Jeder Rahmen enthält derartige Prinzipien.

Indem diese erfolgreich entschlüsselt werden, erhält ein Forscher Antworten auf verschiedene Fragen. Was ist hier los? Die Antwort zeigt, welche Situationsdefinition ein Akteur zugrunde legt. Was ist hier wichtig? Hier geht es um das, was dem Akteur als relevant gilt. Was ist hier richtig? Eine Antwort zeigt, was ein Akteur als werthaft ansieht. Goffman hat in seinem Gesamtwerk zahlreiche Mikrostudien zur Alltagsmoral vorgelegt, die vorführen, welches Verhalten als richtig gilt und welches nicht (vgl.: Goffman 1974). Diese Studien gelten unscheinbaren Interaktionen wie der Anrede, der Auskunft, der Begrüßung, der Verabschiedung etc. Sie sind Meisterstücke einer empirischen Ethikanalyse, die unterhalb der großen Prinzipienlehren der philosophischen Ethik angesiedelt sind und daher zu Unrecht oft überlesen und übergangen werden.

Goffman knüpft in seiner Rahmenanalyse an Klassiker wie W.I. Thomas, G. Bateson, W. James und Vertreter der Phänomenologie an. Auch für ihn ist die Wirklichkeit komplex und muss daher durch Rahmungen geordnet werden. Rahmen sind selektiv, da sie immer nur bestimmte Aspekte der Erfahrung aufgreifen und organisieren. Den einen, wahren Rahmen, der alles erklären würde, kann es nicht geben. Es gibt lediglich multiple Rahmungsmöglichkeiten, die sich zum Teil ergänzen oder auch untereinander konkurrieren können. Rahmen können beibehalten oder verlassen werden. Daraus leitet sich ein Verständnis von regelgerechtem und von abweichendem Verhalten her (vgl. 376ff). An dieser Stelle ergibt sich auch eine Ähnlichkeit zu Michel Foucaults Konzept der „Ordnung des Diskurses“ (Foucault 1977), das ebenfalls variable Möglichkeiten der Sinnbildung zu denken erlaubt.

Es ist weder durch Gott oder durch die Natur unverrückbar festgelegt, welcher Rahmen in einer Situation zugrunde gelegt werden muss. Obwohl sich hier Spielräume eröffnen, ist Sinn dennoch kein bloßes Resultat subjektiver Beliebigkeit. Vielmehr sind Rahmungen und ihre Sinnperspektiven Ergebnisse von stummen Konventionen, initiativen Taten oder von Aushandlungen. Rahmen sind variabel und können sich ändern. Was wichtig und richtig ist, kann unter anderen Umständen anders aufgefasst werden. Eine Rahmengebung geschieht, indem wir handeln. Dabei werden vorhandene Rahmen übernommen und beibehalten oder verändert oder es werden neue Rahmen erfunden. In jedem Fall ist ein Rahmen einer Person stets in der Erfahrung zugänglich.

1.11 Von der Rahmenanalyse als Theorie zur Rahmenanalyse als Methode

Die Rahmenanalyse ist vom Status her eine Theorie, die in den Kontext der soziologischen Theorien der Lebenswelt gehört. Wie auch Norbert Elias, Pierre Bourdieu und Richard Sennett zeigt Goffman, wie reichhaltig, eigensinnig und vertrackt Alltag ist und funktioniert. Aus heutiger Sicht zeigt sich, dass Goffman dabei die amerikanische Mittelschicht zu einem Zeitpunkt im Auge hatte als diese noch nicht so sehr ins Wanken geraten war wie dieses vier Jahrzehnte nach seinem Tod der Fall ist. In wissenschaftlicher Hinsicht hat Goffman mit der Rahmenanalyse 1974 sein umfangreichstes und das methodisch von ihm am meisten reflektierte Werk vorgelegt.

Als valide Forschungsmethode zur Gewinnung von Daten reicht die Rahmenanalyse allein jedoch nicht aus. Sie ist eine Grundlage, auf der aber weitere und passende Methodenteile errichtet werden müssen. In der Studie zum Thema „Pflege bei Atemnot – Gleichzeitigkeit und Unsicherheit als Ordnungsstrukturen von Entscheidungshandeln", die im Kapitel 3 der vorliegenden Publikation zu finden ist, sind der Rahmenanalyse vor allem Elemente der Grounded Theory Methodologie und der Ethnographie hinzugefügt worden. Über die Kohärenz der daraus entstandenen, kooperativen Methodologie gibt das 1. Kapitel der vorliegenden Publikation unter dem Titel 2 „Die Rahmenanalyse als Auswertungsmethode – Was heißt das?" Auskunft.

Literatur

Bachelard, G. (1974). *Epistemologie*, Frankfurt/M./ Berlin/Wien.

Böhme, G. (1995). *Atmosphäre*, Frankfurt/M.

Bourdieu, P. (1970). „Strukturalismus und soziologische Wissenschaftstheorie", in: *Soziologie der symbolischen Formen*, Frankfurt/M. 1980.

Bourdieau, P. (1985). *Sozialer Raum und Klassen. Lecon sur la Lecon,* Frankfurt/M.

Bourdieau, P. (1991). *Soziologie als Beruf. Wissenschaftstheoretische Voraussetzungen soziologischer Erkenntnis*, Berlin/New York.

Canguilhem, G. (1979). *Wissenschaftsgeschichte und Epistemologie*, Frankfurt/M.
Flick, U. et al. (Hg.)(2003). *Qualitative Forschung*, Reinbek bei Hamburg.
Foucault, M. (1977). *Die Ordnung des Diskurses*, Frankfurt/M./Berlin/Wien.
Gale, N. K./Heath, G./Cameron, E./Rashid, S./Redwood, S. (2013). "Using the framework method for the analysis of qualitative data in multi-disciplinary health research" in: *BMC Medical Research Methodology* (13/117).
Garfinkel, H. (1962). „Das Alltagswissen über soziale und innerhalb sozialer Strukturen", in: Arbeitsgruppe Bielefelder Soziologen (Hg.)(1973): *Alltagswissen, Interaktion und gesellschaftliche Wirklichkeit*, Reinbek bei Hamburg.
Goffman, E. (1961). *Asyle*, Frankfurt/M.
Goffman, E. (1974). *Das Individuum im öffentlichen Austausch*, Frankfurt/M.
Goffman, E. (1980). *Rahmen-Analyse. Ein Versuch über die Organisation von Alltagserfahrungen*, Frankfurt/M.
Kuckartz, U. (2012). *Qualitative Inhaltsanalyse,* Weinheim und Basel.
Raab, J. (2014). *Erving Goffman*, Konstanz/München.
Ritchie, J./Spencer, L. (1994). "Qualitative data analysis for applied policy research", in: Bryman, A./ Burgess, R.G. (Hg.): *Analyzing qualitative data*, London: Routledge.
Smith, J./Firth, J. (2011). "Qualitative data analysis: the framework approach", in: *Nurse-reseacher* (18/2).
Schnell, M.W. (2005). „Entwurf einer Theorie des medizinischen Feldes", in: *Ethik der Interpersonalität*, Hannover 2005.
Schnell, M.W. (2006). „Sprechen – warum und wie?", in: Zegelin, A./Schnell, M.W. (Hg.): *Sprache und Pflege*, Bern.
Schnell, M.W. (2009). „Das medizinische Feld und der geistige Raum des Arztes", in: Bedorf, Th./Unterthurner, G. (Hg.): *Zugänge. Ausgänge. Übergänge. Konstitutionsformen des sozialen Raums*, Würzburg.
Schnell, M.W. (2010). „Die Wissenschaftstheorie und das implizite Wissen", in: *Erwägen.Wissen.Ethik* (4/2010).
Schnell, M.W. (2012). „Ethik der Interpersonalität in der Gesundheitsversorgung", in: *Imago Hominis* (2/2012).
Schnell, M.W./Heinritz, Ch. (2006). *Forschungsethik*, Bern.
Schnell, M.W./Schulz, Chr. (2010). „Der Experte und das Irrationale", in: *Pflege & Gesellschaft* (1/2010).
Schütz, A. (1971). *Das Problem der Relevanz*, Frankfurt/M.
Steinke, I. (2000). „Gütekriterien qualitativer Forschung", in: Flick, U. et al. (Hg.)(2003): *Qualitative Forschung*, Reinbek bei Hamburg.

2 Die Rahmenanalyse als Auswertungsmethode – Was heißt das?

Christine Dunger

Dieses Kapitel widmet sich der Operationalisierung von Erving Goffmans Rahmenanalyse und ihrer methodischen Anwendung, das heißt dem Vorgehen innerhalb einer qualitativen Datenanalyse. Ausgehend von den bereits vorgestellten wissenschaftstheoretischen Grundlagen und dem Vorgehen Goffmans, soll dargelegt werden, wie die Schritte der Analyse entwickelt und umgesetzt werden können. Die dazugehörigen Instrumente und Arbeitshilfen finden sich ausführlich im Anhang von Kapitel 3.

In wissenschaftlicher Hinsicht hat Ervin Goffman mit der *Rahmenanalyse* 1974 sein umfangreichstes und methodisch am meisten reflektiertes Werk vorgelegt. Als valide Forschungsmethode zur Gewinnung von Daten reicht die Rahmenanalyse jedoch nicht aus. Sie unterscheidet sich damit auch sehr stark von der, auf die Forscher Ritchie und Spencer zurückgehende, *Framework Analysis* (Ritchie 2005). Die Unterscheidung zwischen beiden Versionen einer Rahmenanalyse findet sich in Kapitel 1 der vorliegenden Publikation „Die Rahmenanalyse im Licht der Wissenschaftstheorie".

Die Rahmenanalyse, im Sinne Goffmans, bildet somit eine Grundlage, auf der weitere und passende Methodenteile errichtet werden müssen. In der Studie zum Thema „Pflege bei Atemnot - Gleichzeitigkeit und Unsicherheit als Ordnungsstrukturen von Entscheidungshandeln", die im Kapitel 3 der vorliegenden Publikation zu finden ist, sind der Rahmenanalyse vor allem Elemente der Grounded Theory Methodologie und der Ethnographie hinzugefügt worden. Die Studie verdeutlicht beispielhaft die Anwendung des vorgestellten Vorgehens. Zunächst steht jedoch die Kohärenz der aus den Hinzufügungen entstandenen, kooperativen Methodologie im Mittelpunkt.

2.1 Die Rahmenanalyse als interaktionstheoretischer Ansatz

Ausgehend von dem dargestellten wissenschaftstheoretischen Grundverständnis (Kapitel 1) sollen nun die Grundkonzepte Goffmans vorgestellt werden. Sie bieten wichtige, erkenntnistheoretisch relevante Anknüpfungspunkte für die Begründung und Operationalisierung der Analyse, aber auch für die Verknüpfung des Vorgehens mit einer Forschungsstrategie bzw. Methodik. Da Goffman

M. W. Schnell et al. (Hrsg.), *Pflege bei Atemnot am Lebensende*, Palliative Care und Forschung, https://doi.org/10.1007/978-3-658-24172-8_2

in seiner Rahmenanalyse auf verschiedene, bereits im Vorfeld entwickelte Konzepte zurückgreift, werden diese Grundbegriffe mit in die Erläuterung aufgenommen. Ausführlichere Darstellungen finden sich an anderer Stelle (Hettlage 1991, Willemsen 2008; siehe Kapitel 4).

Die zentrale Frage Goffmans lautet: Wie kann das Individuum seine strukturell verletzliche Autonomie aufrechterhalten? Zu diesem Zweck betrachtete er anthropologische, sozialpsychologische und psychiatrische Probleme der Grundmechanismen sozialen (sozial abweichenden) Verhaltens, d.h. Verhaltensmuster, Interaktionsrituale, Rollendistanz oder die persönliche Selbstdarstellung im Alltag. Dabei teilte er immer die Überzeugung, dass die Soziologie eine für Theorien noch nicht reife Wissenschaft sei. Stattdessen entwickelte er zahllose, teilweise mit verschiedenen Begrifflichkeiten belegte Konzepte, die er nie zu einer umfassenden Theorie verband.

Im wissenschaftlichen Diskurs werden Goffmans Konzepte kritisch betrachtet und, wenngleich viele einzelne Konzepte in anderen Modellen und Theorien auftauchen, oftmals kontrovers diskutiert. Twenhöfel verweist auf mehrere Gründe für diese unterschiedliche Rezeption Goffmans (Twenhöfel, 1991). Zunächst ist der Schreibstil wenig wissenschaftlich oder systematisch. Die Veröffentlichungen Goffmans waren geprägt von Alltagsbeispielen und seine Argumentation wie Wortwahl wird als „zynisch“ oder gar als „menschenverachtend“ (ebd., 373) erlebt. Gleichzeitig erschwerte Goffman den Zugang zu seinem Ansatz durch das offensichtlich Fehlen einer Theorierezeption (ebd., 372), wenngleich diese implizit immer wieder vorhanden ist, wie nachfolgend dargestellt wird. Auch die wechselnden Begrifflichkeiten für identische Konzepte verwirren und erschweren eine Eingliederung in bestehende Theorien. Ein weiterer Aspekt ist, dass Goffman nie eine eigene Schule ausgebildet hat. Er war ausdrücklich gegen eine Schulenbildung und sorgte auch nicht für die Ausbildung einer theoretischen Basis, die Nachfolgern einen Anschluss an seine Arbeit oder deren Weiterentwicklung ermöglicht hätte (ebd., 379).

Grundgedanken/-konzepte der interaktionstheoretischen Annahmen Goffmans

Goffman widmete sich der Beschreibung sozialer (face-to-face) Interaktionen, die er als eigenständigen Gegenstandsbereich verstanden wissen wollte. Sie sollten mehr sein als nur beispielhaft für Individual- oder Organisationshandeln. *„It is a fact of our human condition that, for most of us, our daily life is spent in the immediate presence of others“(Goffman 1983a:2)*. Diese alltagspraktische Relevanz war für ihn Grund, sich mit eben diesen Alltagshandlungen und -interaktionen wissenschaftlich auseinanderzusetzen, sie zu beschreiben, zu analysieren und konzeptionell zu fassen.

Insbesondere in der Rahmenanalyse versuchte er die Frage zu beantworten, wie Individuen an sozialen Interaktionen und Ereignissen teilnehmen können (Hettlage 1991, S. 97). Die schier unendliche Zahl an Handlungs- und Abgrenzungsmöglichkeiten in fast jeder Situation erfordern, dass nur das (für den jeweiligen Akteur) als relevant Erlebte aufgenommen und erwidert wird. Damit dieses gelingt, müssen Erfahrungen organisiert und bestehende Situationen umdefiniert werden (ebd.). Das sozial interagierende Individuum muss sich somit als flexibel erweisen. Als Interaktionspartner einigt es sich mit seinem Gegenüber auf ein Bild der angeblichen Realität, von der sie gemeinsam ausgehen (ebd., S. 98).

Um zu verdeutlichen, dass es ganz verschiedene soziale Situationen gibt, unterscheidet Goffman zunächst zwischen „merely situated“ und „situational“. Merely situated (rein-situierte) Situationen sind solche, in denen etwas unabhängig von der Person oder zufällig passiert. Beispielhaft nennt Lenz, dass eine Person nicht direkt anwesend sein muss, wenn ihre Wohnung ausgeraubt wird. Ein solcher Einbruch könnte somit als reinsituiert beschrieben werden. Die betroffene Person ist nicht anwesend, aber dennoch indirekt eingebunden, da der Verlust von Eigentum besteht. In situationell gebundenen Situationen gibt es hingegen eine Interaktion. In dem genannten Beispiel ist die Anwesenheit eine Bedingung für die Leibesgefahr bei einem Einbruch (Lenz 1991, 31). Für Goffman standen immer die face-to-face Interaktionen mit ihren Regeln oder Organisationsstrukturen im Fokus, nicht ihre Ergebnisse, die im genannten Beispiel zumindest teilweise übereinstimmen.

Zudem verdeutlicht es, dass auch die räumliche Umgebung grundlegend für eine soziale Situation ist. Dabei können die Personen einer solchen Zusammenkunft einfach an einem Ort gemeinsam anwesend sein (Passanten auf der Straße) oder sich gegenseitig wahrnehmen und so eine Kopräsenz eingehen. Die Kopräsenz gibt die Chance zum Austausch miteinander, d.h. für eine sogenannte zentrierte Interaktion. In diesen Interaktionen oder Begegnungen kommt es dazu, dass die gemeinsam anwesenden Personen ihre Aufmerksamkeit auf einen gemeinsamen Fokus oder aufeinander lenken. Eine nicht-zentrierte/nicht-fokussierte Interaktion hat keinen gemeinsamen Aufmerksamkeitsfokus (bspw. die *„höfliche Gleichgültigkeit“* als Ritual an öffentlichen Orten wie in Wartezimmern (ebd. 35)). In beiden Fällen nehmen sich die Anwesenden jedoch wahr, d.h. sind kopräsent.

Eine zentrierte Interaktion stellt zudem ein Risiko für eine physische und psychische Belästigung dar. Daher kontrollieren die Interaktionspartner die Informationen, die sie preisgeben. Das gilt für die direkte Kommunikation, aber auch für den allgemeinen Ausdruck (Verhalten, Körpersprache, etc.). Ziel und

Zweck dieser Verhaltensweise ist, dass Personen sich damit so darstellen, wie sie gesehen werden möchten. Auch hier lässt sich eine weitere Differenzierung vornehmen, wie nun dargelegt wird.

2.1.1 Darstellungsakt und Selbst

Der Begriff und das Konzept des Darstellungsaktes ist dem Theater entnommen und steht für die Art und Weise der bereits erwähnten Informationskontrolle, die Personen in sozialen Interaktionen ausüben. Die Annahme ist, dass jeder in Interaktionen versucht, ein gewisses Bild von sich zu vermitteln und daher „Theater" spielt bzw. eine „Fassade" bildet. Unter Fassade versteht Goffman *„das standardisierte Ausdrucksrepertoire, das der Einzelne im Verlauf seiner Vorstellung bewusst oder unbewusst anwendet."* (Goffman 2003, S. 23) Auch die Konzepte Bühne, Darsteller, welche im Rahmen einer bestimmten Rollenvorgabe agieren (z.B. Student, Lehrer, Streber, Klassenclown etc.) und Zuschauer sind Aspekte des Darstellungsaktes und dienen somit der Betrachtung sozialer Interaktionen.

Die Annahme, dass sich jeder möglichst gut darstellen möchte, ist jedoch nicht egoistisch und konfrontativ auszulegen. Ganz im Gegenteil geht Goffman davon aus, dass es als strukturelles Erfordernis sozialer Interaktionen eine (stillschweigende) Kooperation gibt. Da wir alle etwas zu „verlieren" haben, wenn die Interaktion falsch/schlecht läuft, kooperieren wir, indem wir beispielsweise dafür sorgen, dass unser Gegenüber sein/ihr Gesicht wahren kann (Goffman 1971) und helfen einander somit. Entsprechende Verhaltensmuster beschreibt Goffman als Takt (jemand anderen gut dastehen lassen) und Selbstverleugnung (sich selbst schlechter dastehen lassen) (Lenz 1991, S. 47). Hinter dieser Art der Kooperationsbereitschaft liegen moralische Standards der Gesellschaft und das grundsätzliche Bild einer Heiligkeit des Einzelnen (ebd.).

Das Wissen um die basalen Regeln der Interaktion, wie spontanes Engagement und wechselseitige Bezugnahme oder die Anwendung von Interaktionsritualen, die noch erläutert werden und als Stabilisierung der Situation und Anerkennung des Anderen dienen, sind weitere gesellschaftlich geprägte und für die Selbstdarstellung relevante Aspekte (ebd.). Hinzu kommt die Vorstellung von einer gewünschten und zu erreichenden Normalität, die von den Interaktionspartnern angenommen wird.

Betrachtet man nun die Interaktionspartner genauer, so ist zunächst festzuhalten, dass jeder Akteur ein eigenständiges Selbst ist, das eine je eigene Struktur aufweist. Goffman unterscheidet zwischen der Person als Darsteller, der Person als dargestelltes Selbst, der Ich-Identität und einer möglichen Zuweisung durch

andere (siehe Abbildung 1). Diese Anteile des Selbst sind voneinander abhängig und zugleich niemals identisch. Somit besteht (potentiell) ein kontinuierlicher „Konflikt“ oder Widerstand zwischen ihnen.

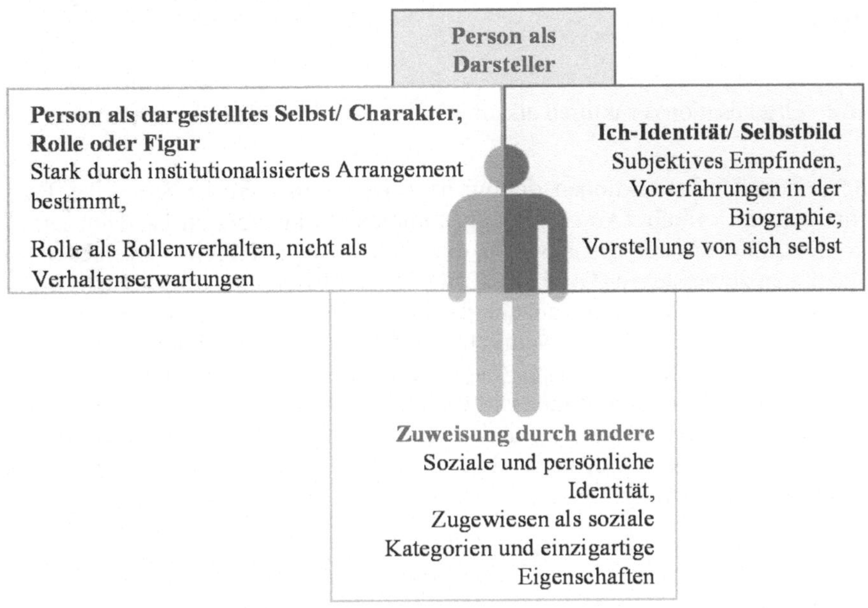

Abbildung 1: Das Selbst bei Goffman

Bei diesem Konflikt setzen die Konzepte der Rollendistanz und Anpassung, die Strategien zum Umgang mit diesem Konflikt darstellen, an. Rollendistanz bezieht sich grundsätzlich auf die Wahrung der Autonomie des Einzelnen, die in Abgrenzung zu Rollenansprüchen und gesellschaftlichen Erwartungen gewahrt wird. Anpassung ist eine Möglichkeit, um die eigene Autonomie weiter zu gewährleisten. In der primären Anpassung wird die zugewiesene Rolle oder angemaßte Identität akzeptiert und übernommen. Bei der sekundären Anpassung wird die Anpassung durch verschiedenste Techniken lediglich vorgetäuscht. Gleichzeitig werden im Hintergrund andere Ziele verfolgt und Handlungen umgesetzt. Goffman beschreibt diese Formen der Anpassung anhand des Verhaltens von Insassen einer Strafanstalt, die entweder die ihnen zugewiesene Rolle übernehmen oder zumindest so tun, als würden sie sich entsprechend verhalten (Goffman 2015). Selten kommt es zu einer offenen Konfrontation, d.h. zu einem offenen Austragen des Rollenkonflikts.

Auch ein Ausbruch aus dem eigentlichen Rahmen einer Alltagssituation ist beispielsweise die Folge eines bewusst oder unbewusst erlebten Rollenkonfliktes, der nicht weiter kompensiert werden kann. Auf diesen Aspekt und auf die grundsätzlichen Organisationsstrukturen sozialer Situationen wird im folgenden Abschnitt eingegangen.

2.1.2 Organisationsstrukturen als allgemeine Regeln sozialer Interaktionen

Um in sozialen Interaktionen richtig, bzw. kooperativ und im Sinne des Fortschreitens der offenbar von allen angenommenen Situation, zu handeln, lernen wir im Laufe unserer Sozialisation die (immanenten) Regeln verschiedenster Situationen zu verstehen (Goffman 2014). Diese Regeln können offen und explizit sein, wie es bei sozialen Anlässen der Fall ist. Diese haben einen klaren sozialen Kontext, der zeitlich und räumlich begrenzt ist sowie bestimmte Verhaltensmuster und Vorgaben beinhaltet (bspw. ein Ball, eine Kinopremiere). Es gibt aber auch implizite Organisationsstrukturen sozialer Interaktionen, die Goffman *Rahmen* nannte und mit denen sich die Rahmenanalyse beschäftigt. Bevor darauf genauer eingegangen wird, fasst Abbildung 2 die bisher vorgestellten Konzepte nochmals zusammen.

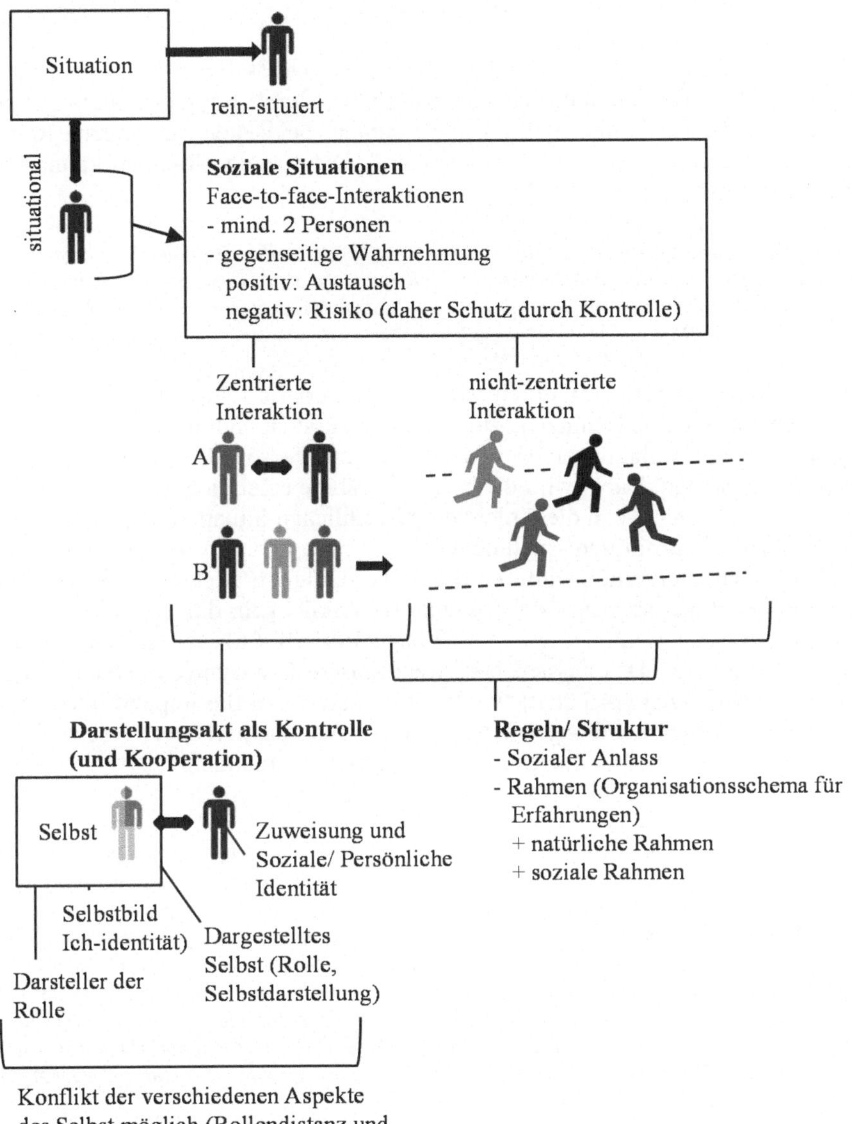

Abbildung 2: Goffmans Konzepte – eine Übersicht

Rahmenanalyse

Die impliziten Organisationsstrukturen sozialer Interaktionen bezeichnet Goffman als Rahmen und unterscheidet natürliche, durch physikalische/physische Eigenschaften bestimmte, und soziale Rahmen, bei denen vorhandene Regeln und Beurteilungsmaßstäbe bestimmend sind. Die sozialen Rahmen können beschrieben werden als

> „*Darstellungsformen, mit deren Hilfe die Gesellschaftsmitglieder sich gegenseitig anzeigen, in welchen erkennbaren, weil typisierbaren Handlungszusammenhängen sie sich gemeinsam mit ihren jeweiligen Interaktionspartnern zu befinden glauben.*" (Soeffner 1985, S. 7)

Es handelt sich also um durch Sozialisation erlernte Erfahrungs-/Interpretationsschemata, deren Benutzung zumeist unbewusst ist und die uns helfen, Situationen sinnhaft wahrzunehmen und dadurch unsere soziale Wirklichkeit überhaupt herzustellen. Dabei wird die bereits erwähnte eigentlich gewollte Normalität unterstellt, auch wenn diese nicht der tatsächlichen Situation entspricht.

Unser Alltag, in den wir hineingeboren sind, und den wir, zusammen mit anderen Menschen und beeinflusst durch diese, täglich erleben sowie gestalten, wird in der Regel spontan erfahren und als Wirklichkeit, d.h. als „*Welt von bestimmbaren Gegenständen erlebt*" (Hettlage 1991, S. 95). Wir stellen ihn insofern nicht infrage. Das passiert erst, wenn unsere Erwartungen enttäuscht oder unsere Erfahrungen erschüttert werden. Erst dann wird die implizit immer vorhandene und stets handlungsleitende Frage: "Was passiert hier?", bewusst gestellt und alternative Handlungsoptionen bewusst wahrgenommen.

Goffman selbst schreibt dazu:

> „*Mir geht es um die Situation, um das, dem sich ein Mensch in einem bestimmten Augenblick zuwenden kann; dazu gehören oft einige andere Menschen und mehr als die von allen unmittelbar Anwesenden überblickte Szene. Ich gehe davon aus, dass Menschen, die sich gerade in einer Situation befinden, vor der Frage stehen: Was geht hier eigentlich vor? Ob sie nun ausdrücklich gestellt wird, wenn Verwirrung und Zweifel herrschen oder stillschweigend, wenn normale Gewissheit besteht - die Frage wird gestellt und die Antwort ergibt sich daraus, wie die Menschen weiter in der Sache vorgehen. Von dieser Frage also geht das vorliegende Buch aus und es versucht ein System darzustellen, auf das man zur Beantwortung zurückgreifen kann.*" (Goffman 2014, 16)

Die Rahmenanalyse widmet sich somit der Frage, was in einer sozialen Situation geschieht. Sie ermöglicht das Aufdecken von Organisationsstrukturen eben dieser Rahmen und ihrer Herstellung (Situationsrahmung), indem sie ausgehend von den sichtbaren Handlungen das Verständnis der jeweiligen Situation ergründet. Das ist möglich, da dieses Verständnis wie beschrieben nicht losgelöst von Erfahrungen und Sozialisation ist.

Die Sinnhaftigkeit von Situationen, die in einer Gruppe von Menschen ähnlich interpretiert wird, ermöglicht somit Handlungen und sinnhafte Interaktionen zu realisieren. Gleichzeitig sind soziale Rahmen instabil, was den Interaktionspartnern ermöglicht, sie aktiv zu modulieren oder zu transformieren und somit als etwas anderes darzustellen, als sie sind (Goffman 2014). Dies bietet einen weiteren wichtigen Ansatzpunkt für die Rahmenanalyse, auf den noch genauer eingegangen wird. Insgesamt handelt es sich um eine kognitive oder praktische Ordnungsleistung der Akteure, die als Rahmung einer Situation bezeichnet werden kann (ebd.). Die kognitive Ordnung bezieht sich auf das Verständnis der Situation, d.h. die Beantwortung der Frage, was vor sich geht. Eine praktische Ordnung wird durch die Verwirklichung konkreter/spezifischer Interaktionssituationen durch Rituale oder den gewährten Zugang geleistet.

Goffman differenzierte die Organisationsstrukturen alltäglicher sozialer Interaktionen und Situationen weiter aus. Dazu untersuchte er stets Interaktionen, die nicht erfolgreich waren oder unter besonderen sowie unterschiedlichen Bedingungen stattfanden. Er identifizierte Verhaltensweisen und setzte diese ins Verhältnis zu den normalerweise zu erwartenden bzw. angenommenen Reaktionen (vgl. Goffman 2014).

Die in einer Situation eingenommene Erwartungshaltung führt dazu, dass wir uns im Idealfall mit unserem Gegenüber einigen. Es ist aber auch immer möglich, dass es nicht dazu kommt. Diese Brüche können absichtlich geschehen (zum eigenen Vorteil, als Täuschung oder bewusste Entscheidung gegen die geltenden Regeln) oder unabsichtlich (als Irrtum). Insbesondere in Fällen unbeabsichtigter Regelbrüche setzt wiederum die beschriebene Kooperationsbereitschaft ein und Interaktionspartner neigen zu korrektiven Handlungen (bspw. die Erklärung oder Entschuldigung von Fehlverhalten). Eine Manipulation wiederum stellt ein als regelkonform vorgetäuschtes Verhalten dar (Goffman 2014), das jedoch nicht real ist, bzw. andere Ziele verfolgt.

Diese Beschreibung der Rahmenanalyse und ihrer Konzepte zeigt auf, dass Akteure in sozialen Situationen, in denen sie sich gegenseitig wahrnehmen und in eine Interaktion treten, ein gemeinsames Verständnis der Situation entwickeln, welches ihre Handlungen leitet. Für diese Verständigung sind gesellschaftliche Regeln und Ansprüche bzw. Zuweisungen, wie die Facetten der agierenden Persönlichkeiten relevant. Da Verständnis und nachfolgende Interaktion jedoch nicht immer reibungslos funktionieren, sind die Akteure als verletzlich zu betrachten und Strategien erforderlich, um kreativ mit Missverständnissen und Fehlverhalten umzugehen.

Bevor weitere Probleme der Verständigung thematisiert werden, muss das Rahmenkonzept nochmals differenzierter betrachtet werden.

2.1.3 Eigenschaften und Kontext sozialer Rahmen

Verbunden mit der genauen Beschreibung von Interaktionen, lassen sich grundsätzliche Eigenschaften sozialer Rahmen identifizieren, die an jede Interaktion oder soziale Situation herangetragen werden können. Zusätzlich muss der Kontext, in dem eine Interaktion stattfindet, betrachtet werden. Wichtige Fragen in diesem Zusammenhang sind:

- Gibt es zeitliche, räumliche oder inhaltliche Abschnitte und Merkmale?
- Werden Regeln oder Rituale eingehalten, die die Situation bestimmen?
- Lassen sich besondere Zuweisungsakte erkennen?
- Wie sind Inhalt und Form gestaltet?
- Welche Ziele werden verfolgt?

Goffman beschrieb in seinen Studien raum-zeitliche Rahmen, zeremonielle Rahmen, Geschlechtsrahmen und Gesichts-/Gesprächsrahmen genauer (Goffman 2014).

Raum-zeitliche und zeremonielle Rahmen sind episodisch und sowohl inhaltlich durch Anfangs- und Schlusszeichen, den Klammern, von der Umwelt abgegrenzt, als auch durch ihren Kontext mit ihr verbunden. Sie können an Konventionen gebunden und sogar stark ritualisiert sein (ebd.). Die Regeln jener Rahmen gelten als Schutz der Akteure, indem sie deren Verantwortung und Identität, ihr Selbst, von den sozialen Erwartungen abgrenzen.

Als Geschlechtsrahmen beschreibt Goffman das planmäßige Porträtieren der Geschlechtszugehörigkeit in der Gesellschaft (ebd.). Sie enthalten Zuweisungsakte und Führungsansprüche, die Werthaltungshierarchien verkörpern und vermitteln. Sie können gesellschaftlich ritualisierten Zeichen (Signalen) ähnlich sein.

Gesichts-/Gesprächsrahmen sind für Goffman interessant, da er Gespräche als Interaktionsereignisse versteht, die durch klare Regeln eine Verknüpfung zur Umwelt haben und gleichzeitig die Verletzlichkeit des Selbst durch die Unsicherheit von Rahmungen verdeutlichen (ebd.). So versuchen die Sprechenden eine ritualisierte Absicherung der eignen Person und Präsentation zu schaffen. Daher wird das Erzählte dramatisch (dramaturgisch) geplant, Klammern werden als gestalterische Erkennungszeichen eingesetzt und Indexausdrücke zu Ort, Zeit und Person eingebaut. Sie sind kulturspezifisch und haben ebenfalls die Funktion, den Akteuren Sicherheit zu geben.

Das Konzept der Klammern bezieht sich auf die Struktur sozialer Rahmen. Äußere Klammern geben Beginn und Ende einer Interaktion preis, innere Klammern strukturieren diese in sich. Sie können sowohl geplant, als auch ungeplant sein. Je nach Betrachtungsweise und Kontext können insbesondere die Klammern unterschiedlich verstanden und gesetzt werden. So ist das Verabschieden „*am Ende eines Bürotages vom Standpunkt dieses einen Tagewerks aus als äußere Klammer* [zu; CD] *sehen, aber auch als innere Klammer vom Standpunkt eines dauerhaften Unternehmens aus, nämlich der fortgesetzten Ausübung der Arbeitsrolle, die am Ende jedes Wochentags, an Wochenenden und Feiertagen und zum Urlaub unterbrochen wird*“ (ebd., S. 288). Ziel von Klammerungen ist, wenn möglich, eine Reduktion der Komplexität zu erlangen (ebd., S. 289).

Auch der Kontextbegriff Goffmans muss genauer thematisiert werden. Ein Kontext gilt als Vorbedingung für soziale Interaktionen, d.h. als ein Auswahlkriterium für mögliche Rahmen, das die Anzahl der zutreffenden Rahmen einschränkt (ebd., S. 472). Der Kontextbegriff verweist somit auch darauf, dass immer mehrere Rahmen und Handlungsmöglichkeiten bestehen, die umgesetzt werden könnten. Goffman schreibt dazu: „*Ich sagte, der Mensch könne neben einem Hauptvorgang in einem beliebigen Interaktionsstrom auch untergeordnete Tätigkeitskanäle aufrechterhalten*“ (ebd., S. 243). Damit verweist er einerseits auf die erläuterten Möglichkeiten der Situationsgestaltung bzw. Rahmung. Andererseits begründet er diese Möglichkeit mit einem entscheidenden Aspekt der Rahmenanalyse. Er verweist darauf, dass es neben dem Hauptvorgang, hier als offener Kanal bezeichnet, auch parallel verlaufende, aber verdeckte Kanäle geben kann, über die interagiert wird. Damit kann beispielsweise eine Unterbrechung kompensiert werden oder nebenbei möglicherweise heimliche Kommunikation verlaufen.

Auch relevantes Verhalten außerhalb des Rahmens wird so wahrgenommen. Gelingt es nicht, den Hauptvorgang aufrechtzuerhalten, wird er zugunsten eines anderen abgebrochen.

2.1.4 Abwandlung sozialer Situationen und Probleme der Verständigung

Die folgenden Fragen beziehen sich auf das Verstehen und auf mögliche Abwandlungen der sozialen Situation, die in der Regel zielgerichtet sind, d.h. einen konkreten Zweck haben.

- Wie ist die äußere Betrachtungsweise und stimmt sie mit der tatsächlichen Situation über ein?
- Sind sich die Akteure/Interaktionspartner über die Situation einig?
- In welchem Kontext findet die Interaktion statt?

Auch wenn diese Ziele nicht immer eindeutig oder zu klären sind, ist doch zu erkennen, ob die zu beobachtende Situation eindeutig ist oder eine Modulation darstellt. Unter einer Modulation versteht Goffman ein *„System von Konventionen, wodurch eine bestimmte Tätigkeit, die bereits im Rahmen eines primären Rahmens sinnvoll ist, in etwas transformiert wird, das dieser Tätigkeit nachgebildet ist, von den Beteiligten aber als etwas ganz anderes gesehen wird*" (ebd. 2014, S. 55). Es geht somit um eine systematische Transformation von Elementen, die ganz verschiedene Ziele und Grenzen haben kann. Goffman zählt

1. Spiele und Scherze,
2. Fantasieren oder das drehbuchartige So-tun-als-ob,
3. Wettkämpfe,
4. das Verschieben einer Situation in andere Zusammenhänge,
5. Zeremonien und
6. weitere Sonderausführungen (Experiment, Einübung von etwas, etc.)

zu den Modulationen. Sie werden zeitlich, wie räumlich durch Klammern abgegrenzt und von allen Akteuren als Abbildung der eigentlichen Handlung gesehen.

Seltener ist zu erkennen, wenn es sich bei einer Abwandlung der sozialen Situation um eine Täuschung handelt. Eine Täuschung unterscheidet sich von der Modulation in ihrem Ziel. Während *„eine Modulation darauf abzielt, dass alle Beteiligten zur gleichen Sicht dessen kommen, was vor sich geht, ist ein Täuschungsmanöver auf Unterschiede angewiesen*" (ebd. 2014, S. 99). Das bedeutet, dass im Falle einer Täuschung die Wissenden und die Getäuschten die Situation unterschiedlich verstehen, da für die Wissenden ein Täuschungsmanöver vor sich geht, aber *„für den Getäuschten geht das vor sich, was vorgetäuscht wird*" (ebd., S. 99). Der äußere Rand eines solchen Rahmens ist eine Fälschung, die nur der Fälscher erkennt. Goffman unterscheidet davon ausgehend die Täuschung in guter Absicht, wie den Scherz, das experimentelle „Etwas-vormachen", paternalistische Konstruktionen oder Ausbildungstäuschungsmanöver, von schädigenden Täuschungen. Dies sind beispielsweise juristische Gegenmaßnahmen, die Beeinflussung von Beziehungen beteiligter Akteure oder Betrug. Die dritte Art der Täuschung ist die Selbsttäuschung, bei Goffman verstanden als Wahnvorstellung (ebd., S. 130) im Sinne psychotischer Produktivität, hysterischer Symptome oder Hypnose. Allen Täuschungsmanövern gemeinsam ist, dass sie Gefahr laufen, entlarvt zu werden.

Konflikte über das Verständnis dessen, was gerade passiert, treten hingegen auch offen zu Tage. Sie können als Rahmenirrtümer und -streit verstanden werden und entstehen durch die Mehrdeutigkeit bzw. Unklarheit und Ungewissheit über das Verständnis einer Situation. Irrtümer oder Fehlrahmungen entstehen, wenn die Situation von den Akteuren nicht gleich verstanden wird, d.h. keine Einigung über die Frage erfolgt, was vor sich geht. Modulation und Täuschung, aber auch Uneinigkeit bezüglich des primären Rahmens und der Rahmungshandlungen sowie Motive der Akteure können darunter fallen. Rahmenstreit stellt eine konfrontative Eskalation eines Irrtums dar. Goffman verweist darauf, dass klar sein sollte, dass „*jemand diese Reaktionen vorschützen kann, um eine andere Beziehung zu den Tatsachen zu verdecken*“ (ebd., S. 374). Rahmenirrtum und -streit sind somit Gefährdungen der normalen und erwarteten Wirklichkeit. Sie können jedoch auch gezielt eingesetzt werden, um beispielsweise Verantwortung abzugeben. Sie werden zumeist auf der Rahmenebene geklärt, d.h. zwischen den Beteiligten in der sozialen Situation selbst (ebd.).

Die folgende Abbildung 3 gibt nochmals einen Überblick über alle zentralen Begriffe der Rahmenanalyse.

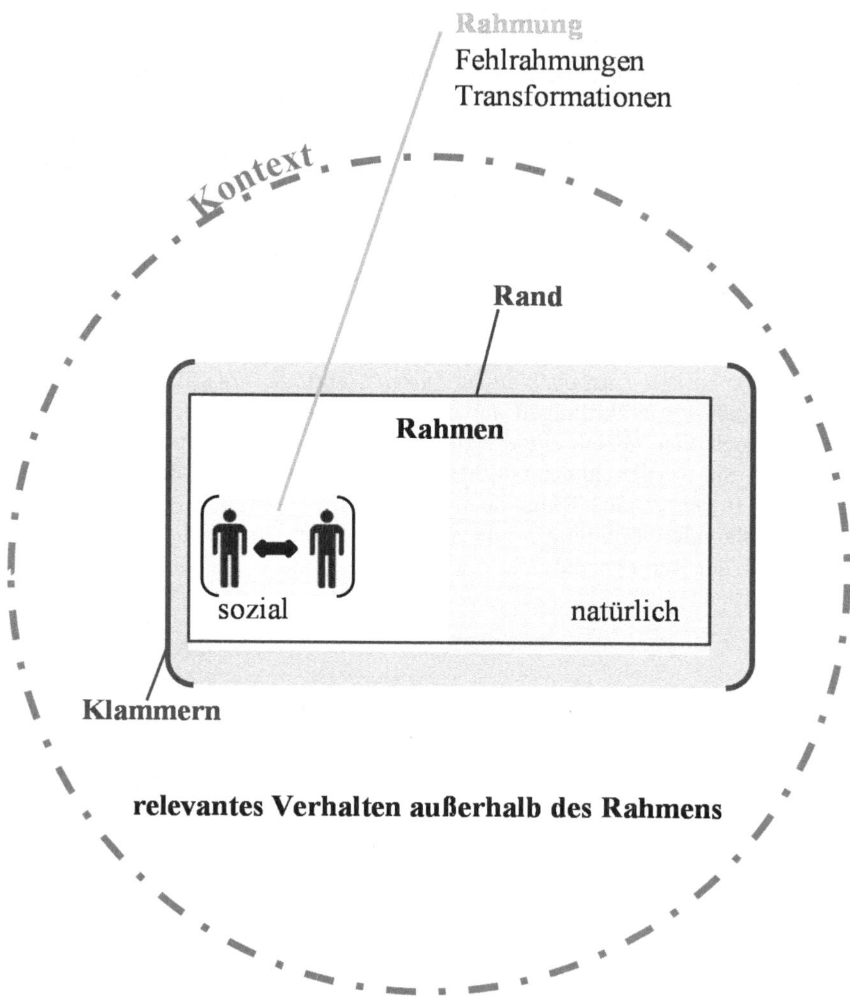

Abbildung 3: Zentrale Begriffe der Rahmenanalyse

2.2 Wann und warum ist die Rahmenanalyse als Auswertungsmethode sinnvoll?

Das beschriebene Vorgehen wurde im Rahmen der in Kapitel 3 vorgestellten Dissertationsstudie entwickelt und dort zur Auswertung der teilnehmenden Beobachtungen genutzt. Auch wenn eine Anwendung im Kontext von Gruppendiskussionen vorstellbar wäre, gibt es etablierte Auswertungsmethoden, die hierfür genutzt werden können und sollten. Sie haben ähnliche Grundannahmen (beispielsweise dokumentarische Methode), womit sie an die Analyse anschlussfähig wären.

Da Goffman seine Arbeitsweise und Theorien nie strukturiert darstellte und systematisierte, lag eine Struktur für ein formalisiertes Vorgehen zur Anwendung der Rahmenanalyse nicht vor. Dennoch wird die Rahmenanlyse auch in anderen Forschungsprojekten als ein bestimmender Teil der Auswertungsmethode konzeptualisiert (vgl. bspw. Fink 2012, Meixner 2004). Eine Abgrenzung zu anderen methodischen Vorgehensweisen wurde jedoch unternommen (vgl. Hettlage 1991, Willems 2008, Willems 1996). Das entwickelte Vorgehen entstammt somit im Wesentlichen der Operationalisierung von in der Sekundärliteratur diskutierten und in Goffmans Darstellungen implizit enthaltenen Strategien.

2.2.1 Voraussetzungen

Für die Antwort auf die Frage, ob eine Verwendung der Rahmenanalyse als Auswertungsmethode Sinn macht, ist es zentral, dass die erkenntnistheoretischen Voraussetzungen gegeben sind, d.h. dass die Fragestellung die Organisationsstrukturen sozialer Interaktionen fokussiert. In Abgrenzung dazu ist beispielsweise eine Fokussierung auf die rein prozesshaften Handlungsstrategien und ihre Bedingungen, oder auch ein ganz offener Erkenntnisprozess nicht geeignet, die Rahmenanalyse auf diese Art in die Auswertung zu integrieren.

Die Anwendung des vorgestellten Vorgehens ist zudem vor allem sinnvoll, wenn sie in eine umfassendere Forschungsmethodik eingebunden wird. Dabei wurde in der ersten Anwendung, trotz aller (auch von Goffman selbst herausgestellter) Unterschiede, eine ausreichend große Nähe zur Grounded Theory Methodologie unterstellt. Sie ermöglicht eine Integration der beiden Ansätze auf Grundlage einer gemeinsamen pragmatischen Basis der Vorgehensweisen, zumal sich Goffman selbst auf den Pragmatismus bezieht (Goffman 2014). Glaser und Strauss selbst würdigen seine Arbeit kritisch (Glaser 2010). Dabei stellen sie seine dichte Beschreibung von theoretischen Annahmen positiv heraus, bemängeln jedoch seine intransparente Vorgehensweise und die Auswahl seiner Daten als zufällig (ebd., S. 152). Auf diese Aspekte, wie auch die für die Integration notwendigen Schnittstellen, wird in der folgenden Vorstellung eingegangen.

Operationalisierung der Rahmenanalyse

Um die Operationalisierung und Auswertungsschritte zu verdeutlichen, wird kurz auf die Konversationsanalyse und auf Goffmans Forschungsstrategie eingegangen.

2.2.2 Die Konversationsanalyse

Mitte der 60er Jahre in Berkeley entstanden, war das Vorgehen der Konversationsanalyse Goffman von Beginn an bekannt. Er war selbst Teil einer Gruppe von Forschern, die sich mit der Analyse von aufgenommenem Ton- und Filmmaterial beschäftigte, und nahm Anregungen aus diesem Analyseverfahren in seine Arbeiten auf (Bergmann 1991, S. 306f).

Ziel der Konversationsanalyse ist es, „*diejenigen Verfahren empirisch zu bestimmen, mittels derer die Teilnehmer an einem Gespräch im Vollzug ihrer (sprachlichen) Handlungen die Geordnetheit der (sprachlichen) Interaktion herstellen, das Verhalten ihrer Handlungspartner auf die in ihm zum Ausdruck kommende Geordnetheit hin analysieren und die Resultate dieser Analysen wiederum in ihren Äußerungen manifest werden lassen.*“ (Bergmann 1981, S. 15f). Dazu werden beispielsweise Sprecherwechsel, Reparationen und Paarsequenzen bzw. Nachbarschaftspaare analysiert.

Goffman nutze die Sequenzierung nie so konsequent und detailliert, wie es in der Konversationsanalyse vorgesehen ist. Für ihn war sie vor allem relevant, da in der Sequenzierung von Handlungsabläufen Brüche und Missverständnisse deutlich werden (Willems 1996). In diesem Sinne wird die Sequenzierung auch in der Auswertungsstrategie angewendet.

2.2.3 Goffmans Forschungsstrategien

Goffman selbst entwickelte zwei Hauptstrategien, um sein Datenmaterial zu analysieren.

1. Der Gebrauch von Analogien, wie er schon bei Simmel vorkommt, ist bspw. in der Theateranalogie (*Wir alle spielen Theater*), aber auch in dem Vergleich von Gefängnissen mit Klöstern (*Asyle*) zu finden. Goffman nutzte einerseits aktiv herbeigeführte Kontrastierungen in der Datenerhebung, wie die Untersuchung verschiedenster asylgebender Organisationsformen. Andererseits stellte er beobachtete soziale Interaktionen und Organisations-

strukturen in andere (theoretisch angenommene) Rahmen, wie er soziale Interaktionen gezielt mit schauspielerischen Darstellungsakten verglich. Beide Vorgehensweisen werden in der vorliegenden Studie aufgegriffen.

2. Die Analyse von „Fehlverhalten" zeigt sich in der stetigen Betrachtung von Problemen der Grundmechanismen sozialen Verhaltens. Sie sind in der Rahmenanalyse konzeptualisiert als Modulationen, Täuschungen, Zufall und Irrtum oder Rahmenbrüche wiederzufinden. Die Identifikation entsprechender Verhaltensweisen wurde für die vorliegende Arbeit aufgearbeitet und systematisiert. Sie erlaubt die Analyse der Beobachtungsprotokolle hinsichtlich der dahinterliegenden Organisationsstrukturen.

Goffman nutzte, eher unkonventionell, alle möglichen Formen der ergänzenden Literatur, die nicht nur aus dem wissenschaftlichen Bereich (bspw. Nachbardisziplinen oder Forschungsberichte) stammte. Er verwendete Erfahrungsberichte, Zeitschriftenartikel uvm. (Lenz 1991). Ob im Auswertungsprozess diesem Vorgehen gefolgt wird, oder zur Beschreibung der Leitperspektiven soweit möglich Fachliteratur genutzt wird, muss im jeweiligen Forschungsprojekt entschieden werden.

2.3 Vorgehensweise

2.3.1 Datenerhebung

Die Datenerhebung sollte sich an der grundlegenden Methodik und deren Annahmen orientieren. Offene, teilnehmende Beobachtungen erscheinen besonders geeignet. Es ist jedoch auch vorstellbar, dass die Konzepte Goffmans bereits als strukturgebende Elemente in die Beobachtung einfließen. Zu beachten ist dabei, dass die Wahrnehmungsmöglichkeiten eines Beobachters gerade in einer komplexen Alltagssituation begrenzt sind (Dunger 2017) und die Vorstrukturierung nicht nur eine Fokussierung sein, sondern auch die Beobachtung begrenzen kann. In jedem Fall ist eine Anwesenheit des Forschers bei der Datenerhebung sinnvoll, da erlebte Brüche oder Überlagerungen von Handlungssträngen wichtige Informationen sind, die nur (mit-)erlebt werden können. Sie sollten in anschließend verfassten Memos festgehalten werden, um sie im Rahmen der Auswertung und Reflexion nutzen zu können.

Wie im Folgenden deutlich wird, handelt es sich bei der Auswertung um ein zirkuläres Vorgehen, das im Verlauf auf neue, mit weitergehender Fokussierung erhobene Daten angewiesen sein kann. Wie auch in der Grounded Theory verlaufen in diesem Fall Datenerhebung und -analyse parallel.

2.3.2 Datenanalyse

Die Auswertungsstrategie beinhaltet drei Schritte, die sich aufeinander beziehen und zyklisch verlaufen. Diesen Schritten vorgeschaltet, werden Kurzzusammenfassungen der Protokolle erstellt, die einen „Titel" bekommen. Darin wird das zentrale Element der Beobachtung benannt. Ausgehend von den Protokollen können dann zunächst Handlungs-, Verlaufs- oder Sinnsequenzen gebildet werden. Im zweiten Schritt werden die Protokolle im Kontext der Grundannahmen sozialer Interaktionen betrachtet und schließlich unter Einbeziehung entwickelter Leitperspektiven weiter analysiert. Alle Schritte enthalten eine stetige Kontrastierung zwischen den verschiedenen Datensets (folgend wird von Beobachtungsprotokollen ausgegangen). Sowohl die verschiedenen Sequenzen, als auch das jeweilige Datenmaterial innerhalb einer Organisation oder zwischen verschiedenen Settings werden untereinander verglichen. Ergebnis dieser stetigen Suche nach Gemeinsamkeiten und Unterschieden, ist eine Klassifizierung und Typenbildung im dritten Schritt der Auswertung. Sie grenzt die Beschreibung dessen, was aktuell passiert, d.h. den aktuellen Rahmen, von anderen Situationsrahmen ab.

Die gesamte Analyse ist nicht standardisiert, wenngleich die Anwendung der theoretischen Konzepte zu den Grundannahmen sozialer Interaktion ein eher strukturierter Auswertungsschritt ist. Dabei liegt der Fokus jedoch auf der transparenten Auswertung und nicht auf einer deduktiv-standardisierten Anwendung eines bestehenden Kategoriensystems.

Unter zirkulärem Vorgehen wird wiederum verstanden, dass nach einer ersten Sequenzierung und Rekonstruktion von Abfolgen (1. Schritt), die Ausdifferenzierung von Leitperspektiven und ersten strukturellen Bedingungen oder Regeln, auch Teilkonstrukthierarchien genannt, folgen kann (2. Schritt), die dann durch die Analyse der Gemeinsamkeiten und Unterschiede der bisherigen Analysedaten (3. Schritt) ergänzt wird. Dabei können sich neue Hinweise auf relevante Organisationsprinzipien oder Bezugssysteme ergeben, die mittels einer differenzierteren Sequenzierung (1. Schritt) und der Beschreibung der Bezugssysteme besonderer Situationen (2. Schritt) genauer untersucht werden.

Die Auswertungsstrategie lässt sich also insgesamt als intermittierender Prozess darstellen, in dem die einzelnen Schritte jeweils bearbeitet werden, zugleich aber auf die anderen verweisen (Abbildung 4).

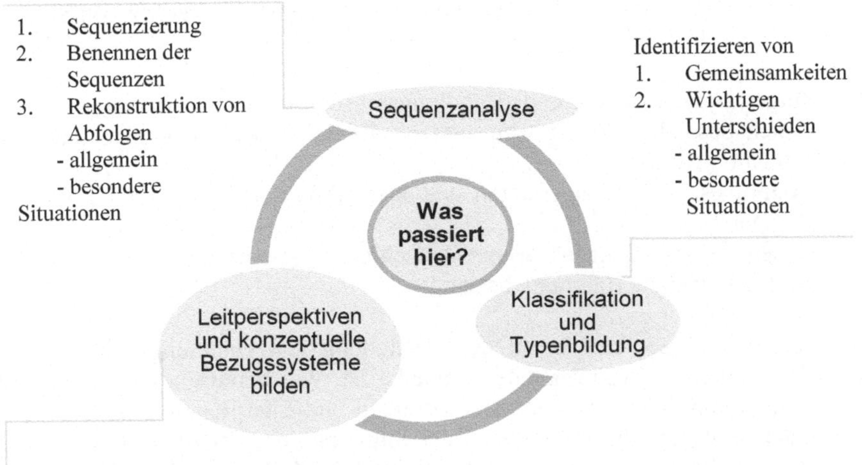

Abbildung 4: Auswertungsprozess der teilnehmenden Beobachtungen

Nachfolgend werden die drei Schritte ausführlicher erläutert.

1. Sequenzanalyse

Die Sequenzanalyse beginnt mit der Sequenzierung des vorliegenden Datenmaterials (eines gesamten Beobachtungsprotokolls). Im weiteren Prozess (und bei immer wieder neuen Beobachtungsprotokollen, die ausgewertet werden) werden diese Sequenzen benannt (kodiert) und können immer wieder erweitert werden. Es entsteht also in gewisser Weise eine Liste an Handlungen, Kontexten, usw.

Weiterhin wird die Abfolge der Handlungen rekonstruiert (Willems 1996). Für die allgemeinen Beobachtungen bedeutet dies vor allem, dass typische Handlungsmuster oder institutionelle/rituelle Verhaltensmuster identifiziert werden. Zudem dient die Rekonstruktion auch dem Auffinden besonderer Situationen, die für die Fragestellung im engeren Sinne relevant sind, und Schlüsselereignissen, wie beispielsweise die Überlagerung oder Abwechslung von Rahmen.

Diese identifizierten besonderen Situationen werden in einem weiteren Schritt genauer betrachtet, d.h. erneut einer Sequenzanalyse unterzogen (Sequenzierung, Benennung der Sequenzen, Rekonstruktion der Abfolgen).

Die Sequenzierung wird durchgeführt (ähnlich einer Kodierung von Sinnabschnitten), um folgende Fragen an das Material zu stellen:

- Zeigen sich wiederkehrende Handlungsmuster in einer Einrichtung?
- Treten besondere Situationen auf, die als Sequenzen nochmals fokussiert betrachtet werden müssen?
- Kommt es zu Überlagerungen und/oder Abwechslungen von Handlungssträngen?
- Geben die Handlungen darüber Aufschluss, wie eine Situation verstanden wird, d.h. welche Rahmung besteht?

Die Sequenzanalyse dient somit der Darstellung von Handlungsabläufen und Verhaltensmustern. Grundlegender Gedanke ist, wie bereits beschrieben, dass Handlungen unmittelbar mit der Sinnhaftigkeit und Interpretation des Rahmens verbunden sind, den die Handelnden der Situation geben (Goffman 2014). Zudem ist jede Handlung auch ein Ausschließen oder Öffnen weiterer Handlungsmöglichkeiten (ebd.).

In der sequenziellen Analyse der Beobachtungsprotokolle ist zu berücksichtigen, dass die Protokolle weder vollständig den Stationsalltag abbilden, noch die Abläufe immer stringent darstellen. Für die allgemeinen Beobachtungen, d.h. das gesamte Protokoll, können also formale Abläufe festgestellt werden, wie auch immer wieder auftauchende (gegebenenfalls rituelle) Handlungen. Es ist jedoch keine stringente Analyse des gesamten Handlungsablaufs möglich. Stattdessen können in der teilnehmenden Beobachtung fokussierte Situationen mit den vorherigen und nachgehenden Geschehnissen dargestellt werden.

2. Leitperspektive und konzeptuelle Bezugssysteme bilden

Während der erste Schritt der Analyse aufzeigt, was im Ablauf der Zeit geschieht, gibt der zweite Schritt darüber Auskunft, worum es in diesem zeitlichen Ablauf geht. Die Fragen an das Material in diesem Schritt lauten:

- Welche Organisationsprinzipien lassen sich in den allgemeinen Beobachtungen und in den besonderen Sequenzen identifizieren?
- Lassen sich im Datenmaterial besondere Perspektiven identifizieren, die als vorläufige Leitperspektiven dienen können?

Die Bildung einer allgemeinen Leitperspektive steht am Ende des Analyseprozesses. Sie ist vergleichbar und zugleich mehr als das zentrale Phänomen einer Grounded Theory. Sie ist ein theoretisches Konstrukt, das nicht die Realität beschreibt, jedoch bei deren Beschreibung hilft und ermöglichen soll, das identifizierte Bezugssystem zu beschreiben, d.h. der Beschreibung eine Orientierung gibt (Willems 2008).

Die Entwicklung einer solchen Leitperspektive geschieht über die Ausdifferenzierung konzeptueller Bezugssysteme. Darunter sind (a) die Organisationsprinzipien der Situation, wie auch (b) die als Leitperspektiven formulierten Analogien zu verstehen. Beide Schritte resultieren aus Goffmans Vorgehensweise.

(a) Organisationsprinzipien ergeben sich aus der Anwendung und/oder Erweiterung der Konzepte der Rahmenanalyse und dienen der Identifikation der Situationsrahmung. Sie können auch Teilkonstrukthierarchien genannt werden, beschreiben und ordnen sie doch die ersten Bestandteile der untersuchten Ordnungsstrukturen. Für die transparente Anwendung wurde ein Fragenkatalog entwickelt. Dieser Fragenkatalog ermöglicht Teilkonstrukthierarchien zu bilden, die einerseits verschiedene Akteursperspektiven verdeutlichen, andererseits aber auch miteinander verglichen werden können. Zur Entwicklung wurden die theoretischen Konzepte der Rahmenanalyse genutzt. Sie sind es, die an den Beobachtungsprotokollen „geprüft“ werden und den Blick auf die Organisationsstrukturen der jeweiligen Situation leiten.

An jede Beobachtungssequenz werden somit Fragen bezüglich der Organisationsstruktur der jeweiligen Situation gestellt. Diese Fragen beziehen sich auf die bestehenden Rahmen, Klammerungen und beobachteten Verhaltensmuster. So wird ein primärer Rahmen identifiziert (oder mehrere, wenn es mehrere gibt), erkennbare Anfangs- und Schlusszeichen werden beschrieben und das Verständnis der Situation aus verschiedenen Perspektiven beleuchtet (Abbildung 5). Hintergrund dieses Schrittes ist die Beschreibung möglicher Fehlrahmungen und/ oder Transformationen, wie auch von Rahmenbrüchen oder Rahmenstreitigkeiten und deren Klärung. In diesem Sinne werden sie zunächst identifiziert, um sie dann genauer zu beschreiben. Zudem wird nach relevantem Verhalten außerhalb des Rahmens gefragt.

Beobachtung: Bezeichnung

Sequenz: Bezeichnung

Titel/ Thema: nach dem ersten Lesen vergeben, veränderbar

Fragenkatalog (Anlegen und Prüfen theoretischer Konstrukte):

Welcher primäre Rahmen liegt vor?

Liegen mehrere primäre Rahmen vor? Welche?

Welcher Art ist der primäre Rahmen/ sind die primären Rahmen?

[ ] Raum-zeitlich/zeremoniell:

[ ] Gesichts-/ Gesprächsrahmen:
Wird der Inhalt verstanden? [ja] [nein]
Handelt es sich um ein Gespräch oder um eine Informationsgabe?

Werden Indexausdrücke/ gestalterische Erkennungszeichen eingesetzt?
[ja] [nein] *Welche?*

[ ] Geschlechtsrahmen:
Gibt es Zuweisungsakte? [ja] [nein] Welche?

[ ] Sonstige:

Sind Anfangs-/ Schlusszeichen erkennbar?
[ja] [nein] Welche? (innere und äußere Klammern; Konventionen und Rituale)

Verstehen alle Beteiligten den Rahmen und die Handlungen gleich?
[ja] *Wie?*

[nein] (*Verweis zu genauerer Beschreibung*)

Was scheint die eigentlich gewollte Normalität zu sein?
Wird davon abgewichen? [ja] [nein] *Wie?*
Liegt eine (Mehrfach-)Modulation vor? [ja] [nein]
Welche Art der Modulation liegt vor?
Sind der Modulation Grenzen gesetzt?
Liegt eine Täuschung vor? [ja] [nein]
Welche Art der Täuschung liegt vor?
Liegt eine Selbsttäuschung vor? [ja] [nein] *Inwiefern?*
Welche Bedeutung hat die Täuschung im Rahmen der sozialen und organisationalen Strukturen?
Welche Schichten hat der Rahmen?
Was ist der „Rand" des **Rahmens?**
Was sind die Ziele der Rahmengestaltung?
Was sind Ziele der Grenzsetzung?

Abbildung 5: Fragenkatalog

Auch die im ersten Auswertungsschritt als besonders relevant identifizierten Sequenzen werden so analysiert.

Insgesamt lenkt damit der Fragenkatalog die Aufmerksamkeit innerhalb der Analyse, ist jedoch nicht als erschöpfend zu betrachten. Zudem ist in diesem Schritt das Formulieren von Memos besonders relevant, um die Zuordnungen und Entscheidungen zu begründen.

(b) Zur Entwicklung einer allgemeinen Leitperspektive werden zunächst verschiedene inhaltliche Perspektiven aufgegriffen, die im Datenmaterial Anschluss finden. Das können Perspektiven sein, die sich aus beobachteten Handlungsmustern ergeben (vgl. Kapitel 3). Dieses Vorgehen dient der Konturierung möglicher Rahmengrenzen, der Kontrastierung von Perspektiven und der weiteren Abgrenzung von Gemeinsamkeiten und Unterschieden (Lenz 1991). Es ist in gewisser Weise äquivalent zum maximalen Kontrastieren der Grounded Theory Methodologie zu sehen, unterscheidet sich jedoch durch die kreativen, nicht allein empirischen Bezüge (Glaser 2010).

Die verschiedenen Leitperspektiven, die sich auf das jeweilige Datenmaterial beziehen, werden zunächst inhaltlich ausgearbeitet. Dazu wird besonders darauf geachtet, was, wann und wie lange, wo, mit wem, wozu, warum und wie passiert ist (Tabelle 1).

Tabelle 1: Berücksichtigte Dimensionen der Leitperspektiven

Fragen	Dimensionen	Bedingungen im Kodierparadigma
Was?	Handlung, Interaktion	Strategie
Wann und wie lange?	Zeitlichkeit, Klammerungen	Strategie/ Kontext
Wo?	Räumlichkeit	Kontext
Mit wem?	Rollen der Akteure, die Rollentrennung und das Rollenverhalten	Strategie
Wozu?	Ziele, angenommene/ -gestrebte Normalität	Konsequenzen
Warum?	Eingebundenheit/ Totalität der Perspektive, (alternative) Handlungsstränge	Ursache
Wie?	Regeln und deren Durchsetzung	Intervenierende Bedingungen

Damit sind mehrere Dimensionen berücksichtigt, die an die vorherigen Auswertungsschritte anknüpfen. Zugleich verweisen diese Fragen auf das Kodierparadigma der Grounded Theory Methodologie, obwohl das Kodierparadigma im Sinne der entsprechenden Fokussierung eine andere Ordnung der verschiedenen Bedingungen birgt. Das ermöglicht erstens die Kombination oder Integration von Ergebnissen beider Vorgehensweisen und zeigt zweitens nochmals deutlich die teilweise übereinstimmenden erkenntnistheoretischen Grundlagen auf.

3. Klassifikation und Typenbildung

Ziel der Klassifikation und Typenbildung ist das Finden und Beschreiben von Gemeinsamkeiten und relevanten Unterschieden zwischen den beschriebenen Rahmungen (Willems 2008, S. 47). Damit werden auch die Bezugssysteme der Akteure analysiert und schließlich gemeinsame Organisationsprinzipien entdeckt. Im Forschungsprozess ist die Klassifikation und Typenbildung nicht klar von den anderen beiden Schritten zu trennen. Sowohl in der Sequenzierung bzw. Sequenzanalyse des Datenmaterials, als auch in der Ausdifferenzierung der Bezugssysteme lässt sich das verschiedene Datenmaterial miteinander vergleichen. Die Vergleiche können sowohl verschiedene Settings, Sequenzen, Akteure und deren Verhaltensmuster, wie auch konkrete oder besondere Situationen betreffen. Immer wieder werden Gemeinsamkeiten herausgearbeitet, aber auch gezielt Unterschiede gesucht. Die an das Material gestellten Fragen sind hier:

- Gibt es Gemeinsamkeiten/Unterschiede in den wiederkehrenden Handlungsmustern?
- Gibt es Gemeinsamkeiten/Unterschiede in den besonderen Situationen?
- Gibt es Gemeinsamkeiten/Unterschiede in den Handlungen und Rahmungen?
- Unterscheiden sich die identifizierten Organisationsprinzipien der allgemeinen Beobachtungen und besonderen Sequenzen? Wie?
- Welche Aspekte der Beobachtungen werden durch die vorläufigen Leitperspektiven ein-/ausgeschlossen? Welche gemeinsamen Organisationsprinzipien ergeben sich daraus?

Konkret werden diese Fragen ausgehend von den bisherigen Analyseschritten beantwortet und mit Verweis auf das Datenmaterial festgehalten. Es empfiehlt sich, zunächst das Datenmaterial der einzelnen Settings oder Organisationseinheiten zu betrachten, um dann diese untereinander zu vergleichen. Damit leitet das Vorgehen durch das ständige Vergleichen den Blick von der Detailanalyse der ersten Schritte auf die Gesamtdarstellung.

In der im folgenden Kapitel vorgestellten Studie wurden die Ergebnisse der Rahmenanalyse zum Vergleich mit anderen erhobenen Daten in das Kodierparadigma integriert. Der Anknüpfungspunkt ist in Schritt 2 dargestellt und wird in Kapitel 3 erläutert. Diese Integration ist jedoch kein zwingender Schritt innerhalb der Analyse.

2.3.2 Gütekriterien

Bei einer neuen Auswertungsstrategie Gütekriterien festzulegen, erscheint aufgrund der neuen Anwendung nur schwer möglich. Auch hier dienen jedoch die Anknüpfungspunkte relevanter, eingeflossener Methoden als Orientierung.

Zunächst können allgemeine Kriterien zur Güte qualitativer Forschung herangezogen werden (Steinke 2008). Darüber hinaus erscheint es sinnvoll, die Gütekriterien ethnografischer Forschung (Leininger 1994) und der Grounded Theory zu nutzen (Strübing 2008, Mey 2007, Breuer 2010). Insgesamt ergeben sich daraus folgende Kriterien, die als Gütekriterien im Rahmen der Anwendung der Rahmenanalyse als Auswertungsstrategie dienen:

Indikation des Forschungsprozesses	Empirische Verankerung
Angemessenheit der qualitativen Methodik, des Vorgehens, der entstandenen theoretischen Beschreibung (als Verständlichkeit und bestätigte Glaubhaftigkeit)	Beleg-/Überprüfbarkeit durch kodifizierte Methoden, Textbelege, kommunikative Validierung und bestätigte Glaubhaftigkeit
Gütekriterien der rahmenanalytischen Auswertungsstrategie	
Intersubjektive Nachvollziehbarkeit und Kohärenz	Limitationen und Reichweite
Dokumentation und Transparenz des Forschungsprozesses, Interpretation in Gruppen, Anwendung kodifizierter Verfahren, Verständlichkeit der Darstellung	Fallkontrastierung, Kontextbezug, Übertragbarkeit/Generalisierung, Wiederholung entwickelter Konzepte/ Datensättigung

Abbildung 6: Gütekriterien

Alle diese Aspekte finden in der vorgestellten Vorgehensweise Berücksichtigung. Elementar erscheinen eine reflexive Haltung der Forscher im gesamten Auswertungsprozess und eine damit verbundene gute Anbindung an eine Peergroup. Auch die Rückkopplung der Ergebnisse an die Teilnehmer ist wünschenswert.

Nicht weiter erläutert wurden die intransparenten Auswertungsschritte Goffmans, die, je nach Studie, möglicherweise sinnvoll integriert werden können. Im Rahmen der vorgeschlagenen Gütekriterien bedürfte dieses Vorgehen (einer erweiterten Fallkontrastierung) der besonderen Berücksichtigung, d.h. Begründung innerhalb der anderen Kriterien.

2.4 Resümee

Im vorliegenden Kapitel wurde eine Übersicht über die Grundlagen, Operationalisierung und Anwendung der Rahmenanalyse als Auswertungsmethode gegeben. Diese Vorstellung ist ein erster Schritt einer Diskussion um eine vermehrte Nutzung der durchaus wichtigen interaktionstheoretischen Perspektive Goffmans in empirischen Studien. Anknüpfungspunkte für eine solche methodologische Auseinandersetzung sind beispielsweise folgende Punkte:

Die Integration der Auswertungsmethode und ihrer Ergebnisse in die Grounded Theory ist methodologisch sinnvoll, eine Übertragung in das Kodierparadigma ist gut möglich. Gleichzeitig ist dieser Schritt nicht zwingend notwendig, wie andere Studien unter Nutzung der Rahmenanalyse zeigen (Fink 2012; Meixner 2004). Sie bedeutet zugleich eine Verschiebung der Fokussierung der Auswertung, der ggf. auch durch eine Umstrukturierung des Kodierparadigmas Rechnung getragen werden müsste.

Viele Studien, die sich auf Goffmans theoretische Annahmen berufen, nutzen die dokumentarische Methode als Auswertungsmethode. Von ihr ist das vorgestellte Vorgehen abzugrenzen. Die dokumentarische Methode ist eine Analysestrategie zur Rekonstruktion von Handlungspraktiken und habitualisierten Orientierungsrahmen (Bohnsack 2013). Durch ihre Verknüpfung zu organisations- und interaktionssoziologischen Ansätzen, wird sie durchaus in Studien genutzt, die sich ebenfalls an den Grundannahmen Goffmans orientieren (vgl. bspw. Vogd 2004). Sie versucht, unabhängig von gewöhnlichem Alltagsverständnis und Vorannahmen der Forscher, durch das Nutzen komparativer Analysen, die den Teilnehmern eigene Perspektive zu rekonstruieren. Ziel ist dabei nicht nur, den objektiven Sinngehalt der gewonnenen Daten zu ermitteln, sondern das konjunktive Wissen der teilnehmenden Akteure als Teil ihres habituellen Handelns aufzuzeigen (ebd.). In diesem Sinne geht es um die Entwicklung einer formalen Theorie (Vogd 2004). Ziel der hier dargestellten Auswertungsstrategie ist jedoch nicht eine formale Theorie, sondern eine materiale Theorie der speziellen Lebenswelt von Akteuren, die in den Kontext theoretischer Annahmen zu stellen ist, bzw. auf diese zurückgreift, um die Komplexität der Lebenswelt und ihrer Sinnzuschreibungen zu analysieren.

Insgesamt erscheint die auf die Rahmenanalyse aufbauende Auswertungsstrategie durchaus erweiterbar, d.h. auch flexibel an verschiedene Forschungsschwerpunkte anzupassen. So ist es durchaus möglich die Grundkonzepte je nach Forschungsfeld anzupassen oder im Sinne der Ergebnisse zu präzisieren oder zu verändern.

Der Fokus auf die Organisationsstrukturen sozialer Situationen ermöglicht eine gute Anschlussfähigkeit der Ergebnisse an weitere Untersuchungen. Dazu gehört beispielsweise die Übertragung der identifizierten Strukturen in ein Vignettendesign oder in andere Umfrageformate (vgl. Band 5 der vorliegenden Buchreihe: Martin W. Schnell/Christian Schulz/Christiane Atzmüller/Christine Dunger: Ärztliche Werthaltungen gegenüber nichteinwilligungsfähigen Patienten. Ein Faktorieller Survey, Wiesbaden 2018).

Literatur

Bergmann, J. R. (1981). „Ethnomethodologische Konversationsanalyse“. In: Schröder, P., Steger. H. (Hrsg.) (1981). *Dialogforschung. Jahrbuch 1980 des Instituts für deutsche Sprache*. Schwann: Düsseldorf, 9-51.

Bergmann, J. R. (1991). „Konversationsanalyse“. In: Flick, U. (Hrsg.*), Handbuch Qualitative Sozialforschung*. Psychologie Verlags Union: München, 213-218.

Bohnsack, R., Nentwig-Gesemann, I. & Nohl, A.-M. (2013*). Die dokumentarische Methode und ihre Forschungspraxis. Grundlagen qualitativer Sozialforschung*. 3. Auflage. VS-Verlag: Wiesbaden.

Breuer, F. (2010). *Reflexive Grounded Theory. Eine Einführung für die Forschungspraxis*. 2. Auflage. Wiesbaden: VS-Verlag.

Dunger C., Bausewein C., Schnell M.W. (2017). Die Methode der Beobachtungen als forschungsethische Herausforderung – Rekrutierung und Zugang am Beispiel einer Studie zu Einflussfaktoren auf die pflegerische Entscheidungsfindung. In: *Pflege und Gesellschaft* (3), 231 – 248.

Fink, T. (2012). Die Videographische Rahmenanalyse (VRA) – eine Methode zur Erforschung (kultur-)pädagogischer Praxis. In: Fink, Tobias/Hill, Burkhard/Reinwand, Vanessa-Isabelle/Wenzlik, Alexander (Hrsg.) (2012*): Die Kunst, über Kulturelle Bildung zu forschen. Theorie und Forschungsansätze*. Vol. 29, Schriftenreihe Kulturelle Bildung. München: kopaed, 119-132.

Glaser, B, Strauss, A (2010). *Grounded Theory, Strategien qualitativer Forschung*, 3. Auflage, Hans Huber Verlag.

Goffman, E. (1971). *Interaktionsrituale. Über Verhalten in direkter Kommunikation.* Suhrkamp: Frankfurt am Main.

Goffman, E. (2014). *Rahmen Analyse. Ein Versuch über die Organisation von Alltagserfahrungen.* Suhrkamp: Frankfurt am Main.

Goffman, E. (1983). The interaction order. In: *American Sociological Review*, 48(1), 17.

Goffman, E. (2003). *Wir alle spielen Theater. Die Selbstdarstellung im Alltag.* Piper: München.

Goffman, E. (2015). *Asyle. Über die soziale Situation psychiatrischer Patienten und anderer Insassen.* Suhrkamp: Frankfurt am Main.

Hettlage, R., Lenz, K. (1991). *Erving Goffman – ein soziologischer Klassiker der zweiten Generation.* Paul Haupt: Bern, Stuttgart.

Leininger, M. (1994). Evaluation criteria and critique of qualitative research studies. In: J. M. Morse (Hrsg.), *Critical issues in qualitative research methods* (S. 95–115). Thousand Oaks, CA: Sage.

Lenz, K. (1991). *Erving Goffman – Werk und Rezeption.* In: Hettlage, R. & Lenz, K. (1991). *Erving Goffman – ein soziologischer Klassiker der zweiten Generation.* Paul Haupt: Bern, Stuttgart, 25-94.

Meixner, G. (2004*). „Es kann sein, dass das biologische Gleichgewicht aus dem Rahmen fällt, ziemlich doll". Jugendliche & 'Genfood'— eine Rahmenanalyse.* Dissertation zur Erlangung des akademischen Grades eines Doktors der Philosophie der Universität Hamburg.

Mey, G. & Mruck, K. (2007). Grounded Theory Methodologie – Bemerkungen zu einem prominenten Forschungsstil. In: *Zentrum für Historische Sozialforschung e.V.* (2007). Historical Social Research / Historische Sozialforschung (HSR), Supplement Nr. 19: Grounded Theory Reader. Selbstverlag des Herausgebers: Köln, 11-42.

Ritchie, J.; Lewis, J. (2005). *Qualitative Research Practice. A Guide for Social Science Students and researchers*. London: Sage Publications.

Soeffner, H.-G. (1986). Handlung Szene Inszenierung. Zur Problematik des „Rahmen" Konzepts. In: Kallmeyer, W. (1986). *Sprache der Gegenwart* (67). Schwann: Düsseldorf, 73-91.

Steinke, I. (2008). Gütekriterien qualitativer Forschung. In: Flick, U., Kardorff, v. E. & Steinke I. (2008). *Qualitative Forschung - Ein Handbuch.* Rowohlt: Reinbek bei Hamburg, S. 319-331.

Strübing, J. (2008). *Grounded Theory - Zur sozialtheoretischen und epistemiologischen Fundierung des Verfahrens der empirisch begründeten Theoriebildung.* 2. Auflage. VS-Verlag: Wiesbaden.

Twenhöfel, R. (1991). Zuordnung und Erfolg. Wissenschaftssoziologische Aspekte der Goffman-Rezeption. In: Hettlage, R., Lenz, K. (1991). *Erving Goffman – ein soziologischer Klassiker der zweiten Generation.* Paul Haupt: Bern, Stuttgart, S. 355-384.

Vogd, W. (2004). Ärztliche Entscheidungsfindung im Krankenhaus. Komplexe Fallproblematiken im Spannungsfeld von Patienteninteressen und administrativ-organisatorischen Bedingungen. In: *Zeitschrift für Soziologie*, 33(1), 26-47.

Willems, H. (1996). Goffmans qualitative Sozialforschung. Ein Vergleich mit Konversationsanalyse und Strukturaler Hermeneutik. In: *Zeitschrift für Soziologie*, 25(6), 538-455.

Willems, H. (2008). Erving Goffmans Forschungsstil. In: Flick, U., Kardorff, v. E. & Steinke I. (2008). *Qualitative Forschung - Ein Handbuch*. Rowohlt: Reinbek bei Hamburg, 42-51.

3 Pflege bei Atemnot – Gleichzeitigkeit und Unsicherheit als Ordnungsstrukturen von Entscheidungshandeln

Christine Dunger, Claudia Bausewein

3.1 Einleitung

Der nun vorgestellten Studie liegt eine Ph.D.-Dissertation im Doktorandenkolleg der Universität Witten/Herdecke zugrunde, die im vorliegenden Buch der Verdeutlichung der Methodenanwendung dient und somit nur gekürzt vorgestellt werden kann. Eingebettet in die Grounded-Theory-Methodologie wird somit die Anwendung der Rahmenanalyse vorgestellt. Dieses Kapitel knüpft an die beiden vorausgegangenen Kapitel zur Wissenschaftstheorie und zur methodischen Operationalisierung der Rahmenanalyse an. Die dazugehörigen Grundkonzepte aus Goffmans Werk sind dort vorgestellt worden und werden daher in diesem Kapitel nicht mehr eigens reflektiert.

Die Studie widmet sich den Einflussfaktoren auf die Entscheidung professionell Pflegender zum Einsatz pflegerischer Maßnahmen bei schwerer Atemnot. Diese Entscheidungen liegen im Verantwortungsbereich der professionell Pflegenden und sind nicht zu verwechseln mit medizinischen Entscheidungen zu Therapieverfahren.

Professionell Pflegende treffen keine Therapieentscheidungen und tragen nicht die Letztverantwortung für medizinische Maßnahmen. Sie sind jedoch maßgeblich am Erfolg oder Misserfolg dieser Therapien beteiligt, da sie diese begleiten und wichtige Veränderungen des Patientenzustandes beobachten und kommunizieren. Studien zeigen, dass es einen Zusammenhang zwischen Anzahl sowie Qualifikation des pflegerischen Personals und der Mortalitätsrate gibt (Aiken 2014, Ball 2016).

Zudem begleiten Pflegende kranke Menschen in einer Situation, in der diese oftmals verunsichert und verletzlich sind (Williams 2004). In dieser Phase unterstützen professionell Pflegende die Betroffenen und deren Angehörige. Die Entscheidungen, die Pflegende in dieser Begleitung treffen, sind also relevant, auch wenn sie nicht unmittelbar die medizinische Therapie betreffen oder klinischer Natur sind. Sie beziehen sich einerseits auf die angemessene und korrekte Durchführung bestimmter Maßnahmen. Hier sind das Wissen und die Fertigkeiten der jeweiligen Pflegenden relevant. Andererseits beziehen sie sich auf die Beziehungsgestaltung mit den Patienten und deren Angehörigen. Professionell Pfle-

M. W. Schnell et al. (Hrsg.), *Pflege bei Atemnot am Lebensende*, Palliative Care und Forschung, https://doi.org/10.1007/978-3-658-24172-8_3

gende müssen somit auch bereit und offen dafür sein, in eine Interaktion zu treten.

Definitionen zur professionellen Pflege formulieren oder implizieren (vgl. bspw. Provis 2004, Schroeter 2008, Stemmer 2003) diese Interaktion und Beziehung mit den hilfsbedürftigen Menschen zumeist. In vielen formalen Pflegetheorien und konzeptuellen Modellen ist sie ebenfalls wesentlicher Bestandteil. Zuletzt steht die (Pflege-) Beziehung als prozesshafte Interaktion im Mittelpunkt der Entwicklung gegenstandsbezogener Theorien. Spätestens hier zeigt sich, dass sie jedoch nicht losgelöst von den Bedingungen, unter denen sie gestaltet wird, betrachtet werden kann (Wettreck 2001, van Schayck 2000, Remmers 2000, Bobbert 2002).

3.2 Hintergrund und Problemstellung

Der Ausgangspunkt der Studie sind das interaktive Entscheidungshandeln professionell Pflegender und dessen Bedingungen bzw. Einflussfaktoren. Das gewählte klinische Beispiel ist die Pflege bei Atemnot. Bei näherer Betrachtung des Themas sind sowohl ethische, als auch soziologische Annahmen zu Interaktionen und Entscheidungsfindung, aber auch entsprechende Studien, die in diesem Themenfeld vorliegen, zu beachten. Zuletzt muss auch die klinische Situation der Atemnot Berücksichtigung finden.

Professionelle Pflege als interaktives Handeln

Professionelle Pflege bedeutet Interaktion. Unter ethischen Gesichtspunkten kann diese Interaktion als würdekonstituierende Begegnung (Schnell 2008, S. 74ff) beschrieben werden. Damit nimmt die vorliegende Studie zugleich eine bestimmte Position oder Perspektive ein, die sich von anderen ethischen Ansätzen unterscheidet. Ihnen allen liegt ein Menschenbild zugrunde, das bestimmt, wer in den Schutzbereich des Ethischen eingeschlossen und/oder ausgeschlossen (exkludiert) wird. Menschen, die im Gesundheitswesen als Patienten, Bewohner oder Gäste versorgt werden, sind nicht oder nur in eingeschränktem Maße gesund. Sie entsprechen nicht dem oftmals angenommenen idealen Menschenbild.

Eine Ethik der Berufe im Gesundheitswesen muss daher als nichtexklusiver Schutzbereich gedacht werden (ebd. S. 15). Diese Position ist eine andere als die der instrumentellen Bioethik, wie sie beispielsweise von Peter Singer vertreten wird (vgl. hierzu Schnell 2008, Dederich 2011). Das von Singer angenommene „*Paradigma der Eigenschaften*“ (Schnell 2008, S. 74) exkludiert Menschen, die bestimmte, zuvor festgelegte Eigenschaften einer Person nicht haben. Pflegebedürftige, an Demenz erkrankte oder komatöse Patienten werden so ausgeschlossen.

Dahingegen findet in einer Ethik als nichtexklusiver Schutzbereich kein Ausschluss statt. Von der Leiblichkeit des Menschen ausgehend wird hier angenommen, dass Selbstpflege Basis der alltäglichen Lebensgestaltung von Menschen ist. Das Selbst ist jedoch ohne Andere nicht zu verwirklichen. Diese Sorge umeinander bedeutet wiederum, dass Fürsorge, d.h. die verantwortungsvolle und handlungsleitende Anerkennung des Anderen und seiner Bedürfnisse, realisiert wird. Übertragen auf die professionelle Pflege setzt Fürsorge als aktive Konsequenz aus der Anerkennung des Anderen als pflegebedürftige Person dann ein, wenn Selbstsorge und/oder familiale Fürsorge nicht mehr ausreichend umgesetzt werden. Professionelle Pflege ist in diesem Sinne als Kompensation zu verstehen und hat sowohl die Selbstsorge des Einzelnen (als Selbstbestimmung), als auch die familiale Sorge/Fürsorge des Bezugssystems zu berücksichtigen.

Eine Ungerechtigkeit in der Zuteilung von Fürsorge (und Mitteln) schließlich ist auf verschiedenen Ebenen zu finden. In sozialen und familialen Bezugssystemen, jedoch auch in der Gewährung von professioneller Pflege und der Verteilungsgerechtigkeit demokratischer Strukturen (vgl. hierzu Schnell 2008, S. 51ff).

Im Rahmen der professionellen Pflege wird das Zuteilungsproblem oft als ethisches Dilemma beschrieben. Gemeint ist die Zuteilung von Zeit, Ressourcen, Aufmerksamkeit etc., die immer nur begrenzt vorhanden sind (Großklaus-Seidel 2002). Auch der Deutsche Ethikrat stellt in seiner Stellungnahme zum „Patientenwohl als ethischer Maßstab für das Krankenhaus“ (2016) heraus, dass es durch eine zunehmende Arbeitsverdichtung im pflegerischen Bereich dazu kommt, *„dass die Pflegenden ihren ethischen Grundsätzen, die von einer Sorge für den Patienten und Achtsamkeit ihm gegenüber geprägt sind, zunehmend nicht mehr gerecht werden können. Hiervon werden auch pflegerische Grundhaltungen berührt*“ (ebd., S. 81). Der Umgang mit diesem Dilemma kann zur Ausbeutung der Arbeitskraft, d.h. zu einem erhöhten und nicht bezahlten Arbeitseinsatz führen oder eine Amoral gegenüber den Betroffenen als Konsequenz haben (Bobbert 2002, Wettreck 2001).

So zeigt eine Studie zu Konsequenzen der DRG-Einführung in Deutschland, dass es als Folge des zunehmenden ökonomischen und organisatorischen Drucks bei Medizinern und Pflegepersonal zu einer schrittweisen Anpassung der eigenen Ansprüche an die bestehenden Handlungsmöglichkeiten gekommen ist (Braun 2009). Kersting zeigt in ihrer Untersuchung zur moralischen Desensibilisierung von Auszubildenden in der Krankenpflege, dass diese verschiedene Strategien anwenden, um mit problematischen Erlebnissen umzugehen. Die hohe Belastung bereits in dieser Phase des Arbeitseinstiegs führt dabei zu einem „*Coolout*" (Kersting, 2013). Dabei sieht sie Pflegeethiken, von denen sie die Ansätze von Sara T. Fry und Marianne Arndt genauer betrachtet, als Teil der Bedingungen, die die Kälte verursachen und somit eher zur Desensibilisierung, als zur Sensibilisierung der Pflegepraxis beitragen (ebd., S. 297).

Auch die Selbstsorge als Aspekt der Selbstbestimmung oder Autonomie der Betroffenen ist in diesem Kontext kritisch zu hinterfragen. Einerseits ist diese zu achten und damit oftmals konflikthaft zu Argumenten der Fürsorge (Schnell 2008). Andererseits kann Selbstbestimmung als Begründung für ökonomische Bestrebungen genutzt werden, wie die Diskussionen um Empowerment und Selbstmanagement zeigen (Bobbert 2002, Wettreck 2001, Robinson 2008). Auch das Verständnis von Patienten als Kunden (Robinson 2008) lässt sich hier begründen.

Eine Ethik als nichtexklusiver Schutzbereich verfolgt das Ziel, keinen Menschen aus dem Schutzbereich von Achtung und Würde auszuschließen, d.h. aus der Sinn-/Systembildung oder von der gesellschaftlichen Teilhabe zu exkludieren, ohne dass Alternativen geboten werden. Damit ist zugleich klar, dass nicht jeder Ausschluss oder Aufschub ethisch relevant ist. Nur diejenigen Situationen, in denen es keine Möglichkeit gibt, das Verweigerte anders oder später zu verwirklichen, in denen Verletzungen geschehen oder in denen menschliche Würde missachtet wird, sind als ethisch relevant zu betrachten (Dederich/Schnell 2011). Es geht somit im nichtexklusiven Schutzbereich um die Anerkennung eines Menschen nicht aufgrund ihm zuzuschreibender Eigenschaften, sondern aufgrund der Tatsache, dass er ein anderes Selbst ist, auf das ich mich beziehe. Im Rahmen dieser Fürsorge übernehmen so alle Heilberufe Verantwortung für bedürftige Menschen (Dörner 2001).

In Bezug auf die Pflege heißt das, dass die direkte Patient-Pflege-Interaktion, die in ihrer Umsetzung und Ausgestaltung auch der rechtlichen Verantwortung der professionell Pflegenden obliegt, Kernbestandteil der professionellen Aufgabe ist. Sie wird jedoch von den geltenden Bedingungen beeinflusst (Kersting 2013, Weidner 2004, Höhmann 2016). Studien zeigen sogar, dass oftmals zumindest implizit erwartet wird, dass die Handelnden auf der Mikroebene Probleme kompensieren, die dort weder entstanden sind, noch gelöst werden können (Großklaus-Seidel 2002, Höhmann 2016). Die eigentlichen Aufgaben und Handlungsmöglichkeiten werden dadurch weiter eingeschränkt.

Daran anschließend ergibt sich eine soziologische Perspektive, wenn in die Betrachtung der Patient-Pflege-Interaktion handlungs- und interaktionstheoretische Ansätze eingebunden werden. In diesen spielen vor allem die Erklärbarkeit oder Deutung von Handlungen eine wichtige Rolle (Seiffert 1992, S. 119). Handlungen werden als raumzeitliche oder situationsgebundene Aktivität verstanden (ebd. S. 318). Sie sind kontrollier- sowie reproduzierbar und folgen einem Handlungsschema, das erlernt werden kann und daher auch nachvollziehbar ist. Zudem unterstehen Handlungen äußeren wie auch inneren Bedingungen. Das bedeutet, dass es mentale/psychische Aspekte gibt, die Handlungen konstituieren. Gleichzeitig verweisen sie immer auch auf ihren Kontext (ebd.). Die Deutung sozialer Situationen und Konzeption von Interaktionen nach Goffman ist an dieser Stelle anschlussfähig. Sie wird in Kapitel 2 des vorliegenden Buches ausführlich erläutert.

Professionelle Pflege als Entscheidungshandeln

Entscheidungsfindung kann als *„Wahl zwischen sich bietenden Alternativen* [verstanden werden; CD], *die zeitlich limitiert sind und somit einen Zwangscharakter haben. Bedacht werden Ziele der und Gründe für die Entscheidung sowie Mittel zur Erreichung des festgelegten Ziels."* (Dunger 2011) Eine Klarheit über die Gründe der Entscheidung oder deren Ziele, d.h. die eindeutige und unstrittige Favorisierung einer Wahlmöglichkeit, hebt die Entscheidungssituation auf.

Damit ist eine Entscheidung ein aktives Handeln und die damit verbundene Wahl nötig, da es überhaupt verschiedene Handlungsmöglichkeiten gibt. Im Kontext sozialer Situationen kann davon ausgegangen werden, dass es niemals eine eindeutige, von allen beteiligten Akteuren identisch interpretierte Art und Weise der Wahrnehmung gibt. Daraus folgt auch, dass Handlungen unterschiedlich umgesetzt werden. Diese alltägliche Differenzierung von sinnvollen Interaktionen und der Herstellung dessen, was ist, muss für das professionelle Entscheidungshandeln nochmals genauer betrachtet werden.

Entscheidungsfindung spielt in fast allen Bereichen und Professionen eine wesentliche Rolle. Nach Oevermann kennzeichnet sich eine Profession unter anderem dadurch, dass sie den in der Lebenspraxis entstehenden Entscheidungszwängen auch dann mit Entscheidungen begegnet, wenn es keine eindeutigen Gründe für diese gibt (Weidner 2004).

Entscheidungsfindung in der klinischen Pflegepraxis bezieht professionelles, theoretisches und im besten Fall evidenzbasiertes Wissen ein, das auf den Einzelfall angewendet wird (Lake 2009; Thompson 2001; Goethals 2010). Andererseits muss jedoch auch die erwähnte Interaktion mit Patienten und/oder Angehörigen beachtet werden (Yoos 2005; Schnell 2009). Diese ist nicht nur unter rechtlichen Gegebenheiten als Informierte Zustimmung zu berücksichtigen (vgl. Schnell 2008), sondern auch innerhalb der Entscheidungsinteraktion. Sie ist ein wesentlicher Aspekt der professionellen Beziehung und somit immer auch als ethisch zu betrachten (Schnell 2008, Schnell 2009).

Ein Review, das sich mit der ethischen Argumentation und dem ethischen Verhalten Pflegender beschäftigt (Goethals 2010), führt zahlreiche Faktoren auf, die Pflegende in ihrer ethischen Entscheidungsfindung beeinflussen. Der ethische Entscheidungsfindungsprozess verläuft nicht immer gradlinig und wird durch persönliche und professionelle Zweifel charakterisiert. Ziel der Pflegenden scheint, das Beste für den Patienten zu erreichen, was zu Spannungen zwischen persönlichen Werten, professionellen Idealen und den Erwartungen anderer führen kann.

Zudem ist der gegebene Verantwortungsbereich zu berücksichtigen, in dem Pflegende tätig werden dürfen und sollen, d.h. in dem Entscheidungen gefällt und Handlungen vollzogen werden. Dieser variiert international stark, da in manchen Ländern Pflegende Tätigkeiten ausüben dürfen, die in anderen Ländern nur Ärzten vorbehalten sind. Er hängt auch mit der Qualifikation der professionell Pflegenden zusammen (Benner 1994). Die konkreten Handlungsmöglichkeiten der professionell Pflegenden in Atemnotsituationen variieren, so der Ansatz, nach etabliertem Verantwortungsbereich. Das zeigen auch Studien zur Implementierung von Maßnahmen (Akinci 2011, Bailey 1995, Jensen 2013, O'Rourke 2007) oder entwickelte und gültige nationale Standards und Leitlinien (RNAO 2005; Marciniuk 2011). Die in der vorliegenden Studie fokussierten pflegerischen Maßnahmen stehen im deutschen Kontext unter pflegerischer Verantwortung und sind daher für das untersuchte Entscheidungshandeln relevant.

In der stationären Versorgung im Krankenhaus oder Hospiz gilt haftungsrechtlich die Gesamtverantwortung des Arztes für therapeutische Maßnahmen. Das wird in unterschiedlichen Leitlinien, Stellungnahmen und der Rechtsprechung deutlich (vgl. hierzu Ärztliches Standesrecht, Krankenhausvertragsrecht, Deliktrecht und ständige Rechtsprechung der BGHs zur Notwendigkeit der schriftlichen Anordnung). Dabei handelt es sich im Hospiz meist um ambulant angesiedelte Hausärzte oder Palliativmediziner, während im Krankenhaus die behandelnden Ärzte vor Ort sind. Die rechtliche Grundlage für das pflegerische Handeln ist eine andere. An verschiedene Verantwortungs- und Qualifikationsebenen werden andere Ansprüche gestellt.

- Die leitende Pflegekraft ist innerhalb der Institution für die Gewährleistung der sachgerechten und fachkundigen Pflege gesamtverantwortlich (§ 831 BGB Haftung für den Verrichtungsgehilfen). Darunter fallen Organisationsaufgaben, wie die Zuteilung von Personal, Ausstattung, etc., aber auch Bereiche des Personalmanagements bzw. der Personalförderung.
- Jede einzelne Pflegekraft hat die Durchführungsverantwortung für ihre Handlungen (§ 823 BGB Schadensersatzpflicht). Sie muss einerseits ein ausreichendes Wissen zur sachgerechten und fachkundigen Pflege gewähr-

leisten, andererseits obliegt ihr auch die Verantwortlichkeit über die Durchführung.

Die Literatur zu pflegerischer Entscheidungsfindung lässt sich in zwei Schwerpunkte aufteilen. Zunächst gibt es eine ausführliche theoretische Auseinandersetzung mit Modellen der Entscheidungsfindung: klinische, gemeinsame und ethische Entscheidungsfindung lassen sich differenzieren, haben jedoch auch Gemeinsamkeiten. Zudem sind, abhängig von der Entscheidungssituation, verschiedenartige Prozesse oder Herangehensweisen abzugrenzen. Insbesondere aus evidenzbasierter Perspektive wird Entscheidungsfindung oft als Teil des Pflegeprozesses gesehen. Ziel ist, unter Berücksichtigung der Patienten, Daten zu sammeln und relevantes Wissen situativ anzuwenden (Behrens 2004). Pflegende entscheiden somit permanent im Rahmen von Pflegeprozess und -planung sowie der Beziehungsgestaltung mit den Patienten. In dieser Diskussion liegt der Fokus auf der Bewertung und Einzelfallanwendung des vorliegenden evidenzbasierten Wissens. Entscheidungen werden hier im Idealfall reflektiert, d.h. analytisch-explikativ getroffen. Als Konsequenz werden von verschiedenen Autoren mehr Evidenzbasierung und eine bessere Förderung des kritischen Denkens von Pflegenden verlangt (vgl. Banning 2008, Müller-Staub 2006, Makoul 2006).

Andere Untersuchungen zu pflegerischer Entscheidungsfindung thematisieren sowohl deren Einflussfaktoren, wie auch die Merkmale des Entscheidungsprozesses in speziellen oder allgemeinen Situationen. Externe Einflüsse, wie der Kontext und die Bedingungen, spielen dabei eine wichtige Rolle. Diese Studien stellen heraus, dass beeinflussenden Faktoren wichtig sind. So zeigt Thompson (2008) in der kritischen Auseinandersetzung mit der Informationsnutzung Pflegender zur klinischen Entscheidungsfindung, dass gesellschaftliche Ansprüche zwar eine evidenzbasierte Entscheidung fordern, gesundheitspolitische Möglichkeiten, Organisations- wie Arbeitsstrukturen und weitere Faktoren jedoch als grundlegend angesehen werden sollten. Auch setting- und personenspezifische Bedingungen sind zu beachten. Die Häufigkeit von Entscheidungen, Klarheit über grundsätzliche Ziele, Komplexität der Situation, auch im Verhältnis zur verbleibenden Zeit und Konflikte bestimmen die Entscheidungen mit.

Internationale Studien beschäftigen sich dabei auch mit Entscheidungen, die, zumindest in Deutschland, nicht im pflegerischen Verantwortungsbereich liegen. Das gilt auch für Entscheidungen im Kontext von Atemnot (vgl. Kyodanki 2016 und Jerpseth 2016 zur mechanischen Atemunterstützung). Schließlich zeigt sich in vielen Studien, dass sie entweder auf die Begründungszusammenhänge oder auf die praktische Umsetzung von Entscheidungen fokussieren. In der Untersuchung von Entscheidungsfindung muss jedoch zwischen dem beobachtbaren Verhalten als Resultat einer Entscheidung (dem Entscheidungshandeln) und den Selbstaussagen oder Begründungen der Entscheidungsträger ohne den konkreten Handlungsdruck unterschieden werden. Beide Aspekte sind Teil von Entscheidungsfindung, verstanden als interaktiver Prozess (Traynor 2010, Dunger 2012), erfassen aber alleine nicht die Komplexität des Geschehens.

Das Symptom Atemnot

Atemnot oder Dyspnoe ist ein Symptom, das in unterschiedlich starker Ausprägung bei verschiedenen Erkrankungen vorkommt. Diese Erkrankungen betreffen nicht nur primär die Atmungsorgane, sondern auch das Herzkreislaufsystem. Die American Thorax Society definiert Atemnot (Dyspnoea) als „a term used to *characterize a subjective experience of breathing discomfort that consists of qualitatively distinct sensations that vary in intensity. The experience derives from interactions among multiple physiological, psychological, social, and environmental factors, and may induce secondary physiological and behavioural responses*"(ATS 1999).

Atemnot ist ein individuell erlebtes Symptom und betrifft mehrere Dimensionen des Lebens sowie Erlebens (Abernethy 2008). Es hat, je nach Stärke der Symptombelastung, massive Auswirkungen auf die Teilhabe am Alltagsgeschehen oder beziehungsprägende positive und negative Erlebnisse. In diesem Kontext wird auch das Selbstempfinden der Betroffenen verändert.

Das Repertoire an Maßnahmen, die bei Atemnot eingesetzt werden können, ist groß. Es unterteilt sich zunächst in pharmakologische und nicht-pharmakologische Interventionen. Letztere sind medizinischerseits indiziert sowie angeordnet, werden jedoch

a) durch andere Therapieberufe (vor allem Physiotherapeuten) durchgeführt. Beispielhaft hierfür ist die Atemtherapie.

Alternativ dazu gibt es Interventionen, die

b) nicht professionsspezifisch zugeordnet sind (bspw. Anreichung von Ventilatoren, Information).

In der pflegerischen Versorgung von Patienten mit Atemnot sind medikamentöse Maßnahmen und das Wissen um die richtige Dosierung, wie Anwendung wichtig, um der pflegerischen Durchführungsverantwortung gerecht zu werden. Zwar verordnen Pflegende keine Medikamente, sie sind aber in der Regel für die Gabe verantwortlich. Je nach Setting zeigt sich hier ein unterschiedlich großer Handlungsspielraum, da beispielsweise in Hospizen Ärzte nicht kontinuierlich ansprechbar sind.

Ein Grenzbereich findet sich bei der Anwendung von Sauerstoff. Bei COPD-Patienten regelhaft eingesetzt, empfiehlt die S3-Leitlinie für Patienten mit nicht heilbaren Krebserkrankungen die Sauerstoffgabe bei nicht-hypoxischen Krebspatienten nicht (2015, S. 55). Sauerstoff ist somit ein Medikament, das eine begrenzte Wirksamkeit hat und nicht grundsätzlich bei atemnötigen Patienten einzusetzen ist.

Auf eine allgemeine Vorstellung pharmakologischer und nicht-pharmakologischer Interventionen wird an dieser Stelle verzichtet, da der Fokus auf der Wahl entsprechender Maßnahmen durch Pflegende liegt. Ausführungen zu diesen Maßnahmen finden sich an anderer Stelle (Simon 2014, Leitlinienprogramm Onkologie 2015).

Unter den nicht-medikamentösen Interventionen verbleiben unter dieser speziellen, aber für die vorliegende Studie wichtigen Perspektive nur wenige evidenzbasierte Interventionen (Bausewein 2008, Booth 2011, Marciniuk 2011). Sie lauten:

1. Edukation und Unterstützung (keine klare Evidenz für Patienten mit Karzinom)
2. (Hand-)Ventilator
3. Einsatz von Gehhilfen, Rollatoren

Zu ergänzen sind diese Interventionen durch weitere Maßnahmen, die in Lehr- und Fachbüchern diskutiert werden. Jost teilt pflegerische Maßnahmen je nach Stärke der Atemnot ein (Jost 2010). Bei leichter Atemnot (New York Heart Association Klassifikation, NYHA I und II) sind vor allem präventive Angebote umzusetzen. Die entlastende Organisation des Alltags inklusive der Hilfe bei der Anpassung des Verhaltens im Alltag (Belastungen reduzieren) sind hier vorrangig. Tritt eine schwere Atemnot (NYHA III) auf, werden zusätzliche Maßnahmen empfohlen. Auch hier ist es wichtig, unrealistische Anforderungen zu beseitigen und die Betroffenen dabei zu unterstützen, die eigenen Grenzen der Belastbarkeit besser wahrzunehmen. Auch Ängste sollten angesprochen und bearbeitet werden. Einen neuen Aspekt erhält die Alltagsorganisation mit der Einbeziehung von Mobilität, Gestaltung von Räumlichkeiten und der Ernährung. So sollten häufig benötigte Gegenstände in Reichweite aufbewahrt werden. Andererseits muss die Ernährung so angepasst werden, dass es beispielsweise nicht zu Völlegefühl kommt. Jost empfiehlt zudem auch eine Umstellung der Bekleidung auf einfache Kleidung, die einfach anzuziehen ist (ebd).

Weitere zusätzliche Maßnahmen bei schwerster Atemnot (NYHA IV) sind Lagerungsmaßmahmen (wie ein 45° Sitzwinkel, der Kutschersitz oder auch das Schlafen in einem bequemen Sessel) und Sauerstoffgabe unter bestimmten Bedingungen und nach Anordnung. Die zuvor genannten Maßnahmen im Alltag (Ernährung, Bewegung, etc.) können teilweise oder ganz übernommen und es sollten keine längeren Gespräche erwartet werden. Medikamente (bspw. Opiate) sollten ausführlich erklärt werden und im ambulanten Bereich ist zu beachten, dass Angehörige ausreichend Informationen und Übung in den notwendigen Erstmaßnahmen haben.

Gesondert geht Jost auf Maßnahmen bei Angstzuständen ein (ebd.). Hier werden Ablenkung, Ruhe, Entspannungstechniken und die Hinzunahme anderer Experten (bspw. Psychologin oder Seelsorgerin) genannt. Im ambulanten Bereich empfiehlt sich zudem eine Notfalltelefonliste.

Weitere Lagerungstechniken und das Schaffen eines ruhigen und offenen Raumgefühls werden in Lehrbüchern angegeben (Schewior-Popp 2012, S. 424ff, Lektorat Pflege 2014, S. 329). Ebenso sind präventive pflegerische Maßnahmen, die bereits bei der Körperpflege oder in anderen alltäglichen Verrichtungen eingesetzt werden, Gegenstand der pflegerischen Ausbildung. All diese Maßnahmen sind jedoch nicht evidenzbasiert.

Lediglich zwei Studien untersuchen die pflegerische Versorgung atemnötiger Patienten im klinischen Setting. Im Fokus stehen einerseits die Bedeutung einer achtsamen und klaren Gestaltung pflegerischer Interaktionen anhand der assistierten Körperpflege bei COPD-Patienten, andererseits die grundsätzlichen Interaktionen Pflegender mit COPD-Patienten. Lomborg (2005a,b) stellt heraus, dass insbesondere die eindeutige Rollenaufteilung sowie gute Strukturierung der Aufgaben, ein umfassendes Verständnis der Patientensituation und die Berücksichtigung des Patientenwillens die Interaktion bestimmen. Dabei wirken die Pflegenden und die Interaktion als ein Aspekt einer therapeutisch wirksamen Umgebung. Jellington (2016) untersucht die Perspektive der Pflegenden und stellt heraus, dass diese ständig versuchen, auftretende Atemnot zu vermeiden. Auch hier spielt das Schaffen einer ruhigen Atmosphäre eine wichtige Rolle. Jellington stellt jedoch heraus, dass es sich dabei auch um die Sicherung und Gestaltung der räumlichen Umgebung handelt. Innerhalb der Interaktionen schätzen die Pflegenden zudem kontinuierlich die Angst und Atemnot der Patienten ein. Das passiert unsystematisch und erfahrungsbasiert, dient jedoch der Identifizierung verschiedener Arten von Atemnot. Jellington beschreibt hier, dass die Pflegenden zwischen Belastungsdyspnoe, chronischer Atemnot und akuten Attacken (ebd.) unterscheiden.

Das in diesen Studien enthaltene Verständnis von der Wirksamkeit pflegerischer Interventionen hat Ähnlichkeit mit den Grundgedanken komplementärer

Therapien und Maßnahmen. Komplementäre Pflege ist, ähnlich wie Komplementärmedizin als Ergänzung zur Schulmedizin, als Ergänzung des pflegerischen Handlungsspektrums zu verstehen. Dabei wird versucht, am Körpererleben der Betroffenen anzusetzen und dadurch eine positive Wirkung zu erzielen. Es geht somit darum, insbesondere die die allgemeine Pflege ergänzenden Maßnahmen umzusetzen. Dennoch besteht die Notwendigkeit, entsprechendes fachspezifisches Wissen und Erfahrungen in der Anwendung dieser speziellen Maßnahmen zu haben (Wenzel 2015).

In einer Magisterarbeit an der Universität Wien zur Bedeutung der Aromapflege in der Palliative Care mit dem Schwerpunkt auf Schmerz- und Angstlinderung, stellte Riegler (2010) fest, dass Aromapflege trotz einer langen Tradition und Geschichte zu den neueren Pflegemethoden gehört. In den Ausführungen zu Anwendungsmöglichkeiten, Materialkunde und Durchführung wird deutlich, dass Pflegende ein umfassendes Wissen benötigen, um Aromatherapie fachgerecht anzuwenden. Im Bereich der palliativen Begleitung bieten diese Verfahren ein therapeutisches Potential, welches ersten Studienergebnissen zufolge generell mit einem hohen und nachhaltigen Gewinn an Lebensqualität assoziiert wird (Ostermann 2007, Heusser 2006). Buckholz (2009) und Brown (2006) diskutieren im Rahmen individuell angepasster und nicht-pharmakologischer Therapien auch den Einsatz von komplementären Methoden. Fallon ist sogar überzeugt, dass komplementäre Maßnahmen „will focus on improving the patient's general feeling of well-being and on helping the patient regain some control over their breathlessness" (Fallon 2006, S. 134). Auch wenn die Autoren keine speziellen komplementärpflegerischen Maßnahmen ausdifferenzieren, argumentieren sie dafür, dass diese der Komplexität des Symptoms Atemnot gerecht werden. Bisher ist das nicht ausreichend durch Wirksamkeitsstudien nachgewiesen. Das mag auch an der besonderen Herausforderung eines eindeutigen Nachweises liegen (Lewith 2003). Studien zu komplementären Maßnahmen im Bereich Onkologie und Palliative Care fokussieren hier immer wieder auf die Linderung von Angst (anxiety) (Wilkinson 2007, Kyle 2006) oder Schmerz (Kutner 2008) durch die Anwendung von Massagen.

In einem Cochrane Review zur selbstberichteten Symptomminderung bei Krebspatienten durch Aromatherapie und/oder Massage stellt Fellowes (2008) heraus, dass bei den eingeschätzten Studien lediglich eine geringe Evidenz vorliegt. Eingeschlossen wurden randomisiert-kontrollierte Studien, kontrollierte Vorher-Nachher-Studien und Langzeitstudien. Die von Patienten berichtete und systematisch erhobene Wirkung der Aromatherapie und/oder Massage stand im Fokus. Nur für den Endpunkt Angst kann eine limitierte Evidenz festgestellt werden. Die Wirkung wurde jedoch nur kurzzeitig gemessen (Fellowes 2008).

Die Wirksamkeit komplementärpflegerischer Maßnahmen auf Symptome wie Atemnot konnte nicht nachgewiesen werden.

Mit Rücksicht auf die hohe Bedeutung, die Angst bei der Entstehung und Eskalation sowie im Erleben von Atemnot hat (ATS 1999, Abernethy 2008), sind diese Ergebnisse dennoch zu berücksichtigen. Es könnte sich damit eine Erklärung für zumindest in der pflegerischen Praxis wahrgenommene Wirksamkeit komplementärpflegerischer Maßnahmen bei Atemnot bieten.

Insgesamt erscheint eine Differenzierung zwischen Interventionen und Maßnahmen sinnvoll. Während Interventionen zielgerichtete und in der Regel geplante Aktivitäten sind, zeigen sich auch weitere, eher implizite Handlungen von Pflegenden, die im Rahmen der Beziehungsgestaltung und alltäglichen Verrichtungen vollzogen werden. Der allgemeinere Begriff Maßnahmen soll diese Handlungen einschließen.

3.2.1 Problemstellung

Atemnot ist ein individuell erlebtes Symptom und kann massive Auswirkungen auf den Alltag, das Selbstempfinden und auf die sozialen Beziehungen der Betroffenen haben (Booth 2003). Das Symptom Atemnot erfordert damit, dass sich die in die Versorgung eingebundenen Personen dazu verhalten. Für den pflegerischen Bereich sind bisher jedoch wenige evidenzbasierte Maßnahmen beschrieben, die Pflegende bei akuten Atemnotsituationen durchführen können. Dennoch interagieren Pflegende ständig mit atemnötigen Patienten.

Die Forderung nach einem häufigeren Einsatz nicht-pharmakologischer Maßnahmen bei Atemnot findet sich in einigen Studien und Reviews (Bausewein 2008, Barnett 2008, Buckholz 2009). Sie führt jedoch nicht unmittelbar zu einer Steigerung dieser Maßnahmen in der Pflegepraxis. Einerseits zeigt sich das Problem, dass viele Maßnahmen nicht im pflegerischen Handlungs- oder Verantwortungsbereich liegen. Andererseits werden in der Praxis weniger evidenz-, als viel mehr erfahrungsbasierte Maßnahmen genutzt (Layer 2010, Riegler 2010, Watson 1997, Ulmer 2001).

Eine Studie mit Pflegenden aus unterschiedlichen Einrichtungen der Versorgung am Lebensende zeigt beispielsweise, dass die Teilnehmer über den Einsatz komplementärpflegerischer Maßnahmen bei Patienten mit Atemnot am Lebensende mit hoher fachlicher Kompetenz und viel Einfühlungsvermögen *„in Rücksicht auf den Patienten“* (Dunger 2011) entscheiden. Dies entspricht ihrer Grundhaltung als Pflegende und wird dem komplexen Symptom Atemnot gerecht. Sie entscheiden jedoch auch in einem bestimmten Kontext, der sich aus dem spezifischen Setting (Hospize und Palliativstationen) sowie aus ihrem pflegerischen Wissen ergibt. Eine Deutung der Ergebnisse dieser kleinen Studie (neun Teilnehmer), im palliativen und hospizlichen Bereich werde eine besondere Haltung ausgebildet und kultiviert, die in anderen Settings nicht so ausgeprägt existiert, ist mit Vorsicht und eher als Frage zu formulieren.

Die vorliegende Arbeit untersucht daher, wie Entscheidungen zu pflegerischen Maßnahmen bei Atemnot gestaltet und diese Maßnahmen umgesetzt werden und beschreibt damit im weiteren Sinne, wie die Versorgung von Menschen mit Atemnot im professionellen Kontext verschiedener stationärer Einrichtungen und klinischer Settings gelingt.

3.2.2 Fragestellung und Forschungsziel

Die Fragestellung der vorliegenden Studie lautet:

Welche Faktoren beeinflussen professionell Pflegende bei der Entscheidung zur Wahl pflegerischer Maßnahmen bei Patienten mit schwerer Atemnot?

Damit stehen das Erleben der professionell Pflegenden und die Gestaltung des beschriebenen Entscheidungsfindungsprozesses unter Berücksichtigung relevanter Einflussfaktoren im Fokus. Es wird ein Beitrag dazu geleistet,

1. pflegerische Entscheidungsfindung und ihre Bedingungen im eigenen Verantwortungsbereich zu beschreiben sowie weiter zu konzeptualisieren.
2. Atemnotsituationen im stationären Setting und den Umgang der Pflegenden mit diesen Situationen zu beschreiben.

3.3 Design und methodisches Vorgehen

3.3.1 Design

Ausgehend von den dargestellten Grundannahmen, wird ein qualitatives Forschungsdesign gewählt. Es ermöglicht eine empirische Untersuchung der Lebenswelt professionell Pflegender und damit eine Beschreibung ihrer Wirklichkeit (Flick 2008, S. 14), wie sie von den Pflegenden in den Atemnotsituationen wahrgenommen wird (vgl. Kapitel 1).

Da die Studie zudem das Ziel verfolgt, einen Beitrag zur Theoriebildung zu leisten, wird eine entsprechende Herangehensweise gewählt. Im Vergleich zu phänomenbeschreibenden qualitativen Methoden, bietet die Grounded Theory

Methodologie die Möglichkeit, systematisch eine gegenstandsverankerte Theorieentwicklung durchzuführen (Glaser 2010, Kelle 2010), die die Prozesshaftigkeit und Gestaltung sozialer Interaktionen berücksichtigt. Die Grounded Theory Methodologie wird in der vorliegenden Studie

1. um eine ethnographische Perspektive ergänzt (vgl. reflexive Grounded Theory nach Breuer 2010) und
2. durch die vorgestellte formale Theorie zu Organisationsstrukturen sozialer Interaktionen erweitert.

Auf eine ausführliche Darstellung der Grounded Theory wird an dieser Stelle verzichtet. Sie ist in der einschlägigen Literatur und unter anderem in Band 3 (Schnell 2015) der vorliegenden Buchreihe zu finden. Die Studiendarstellung beschränkt sich darauf, die relevanten Grundkonzepte aufzuzeigen und deren Umsetzung in der beschriebenen Studie zu erläutern. Auf die forschungsethische Prüfung wird ebenfalls nicht genauer eingegangen (Clearing durch die Ethikkommission der Universität Witten/Herdecke, Antrag Nr. 89/2012).

3.3.2 Methodik und methodisches Vorgehen

Folgend wird der allgemeine methodische Ansatz der Studie beschrieben. Dabei wird auf die Grundzüge der Grounded Theory Methodologie eingegangen und herausgestellt, welche Besonderheit ein reflexives Vorgehen darstellt. Die Anwendung der Rahmenanalyse wird im Kontext der Datenanalyse erläutert. Eine grundlegende Beschreibung des Vorgehens findet sich in Kapitel 2 des vorliegenden Buches.

3.3.2.1 Reflexive Grounded Theory

Die reflexive Grounded Theory ergänzt die Grounded Theory um eine ethnographische Perspektive (Breuer 2010). Die Grundannahmen der Grounded Theory und deren Vorgehen bleiben jedoch bestehen. Gemeinsam sind allen Grounded Theory Studien die folgenden Punkte, die auch in dieser Studie umgesetzt wurden.

Gleichzeitigkeit der Datenerhebung und Datenanalyse
In der Vorgehensweise der Grounded Theory verlaufen Datenerhebung und -analyse gleichzeitig. Es werden also nicht zuerst sämtliche Daten erhoben und anschließend ausgewertet. Das ermöglicht schon während der Datenerhebung, auf interessante Einzelheiten oder Fälle zu fokussieren und somit das zu untersuchende Phänomen besser, d.h. dichter zu beschreiben (Strübing 2008).

Damit verbunden ist auch ein flexibler Gebrauch der methodischen Verfahrensweisen, um sie dem Gegenstand anzupassen. In der Darstellung der Analyse wird auf ein solches Beispiel eingegangen. Diese entstehende Kategorie zeigte sich zunächst in einer teilnehmenden Beobachtung und wurde im Beobachtungsprotokoll festgehalten. In der Auswertung mittels der operationalisierten Rahmenanalyse konnte die Kategorie ausgearbeitet und mit anderen teilnehmenden Beobachtungen in der Einrichtung und in anderen Einrichtungen verglichen werden. Neben der vergleichenden Analyse wurden die Beobachtungsergebnisse auch mit den im, nach der ersten Analyse geführten, Interview erhobenen Selbstaussagen der professionell Pflegenden kontrastiert. Diese ergänzen oder erklären die beobachteten Situationen oftmals, können das Bild der Forscherin über eine Situation aber auch korrigieren.

Im Sinne des iterativen Prozesses wurden auch die Analyseergebnisse der Experteninterviews wiederum durch weitere teilnehmende Beobachtungen und andere Interviews ergänzt.

Theoretische Stichprobenauswahl
Die Datenerhebung und -analyse ermöglicht die Fokussierung relevanter Konzepte der entstehenden Theorie. Um diese Fokussierung umzusetzen, werden die Teilnehmer systematisch ausgewählt. Die Frage hinter dieser theoretischen Stichprobenauswahl ist, welche Teilnehmer, ausgehend von der bisherigen Theoriebildung, mit welchen Eigenschaften, Erfahrungen usw. relevante neue Erkenntnisse bringen könnten. In der beschriebenen Studie wurden zunächst drei Aspekte herausgestellt, anhand derer die Datenerhebung geplant werden konnte:

- Die anvisierten Studienteilnehmer sollten examinierte Pflegende sein, die auf Normalstationen, Palliativstationen oder in stationären Hospizen arbeiten und über ein ausgeprägtes Wissen im Bereich Pflege und Atemnot verfügen. Diese Experten wurden im Rahmen des theoretischen Samplings nach ihrer Kenntnis des Themas ausgewählt (Morse 1998). Im Vorfeld des Interviews waren die meisten auch Beobachtungspartner.
- Die eingeschlossenen Einrichtungen oder Stationen waren stationäre Einrichtungen, die sich in ihren Bedingungen unterscheiden (Ort, Art und Größe des Hauses, Träger, fachliche Ausrichtung). Grundgedanke und -annahme dahin-

ter war, dass die verschiedenen Bedingungen in den Einrichtungen eine erste Kontrastierung ermöglichen. Somit wurden relevante Strukturen der Einrichtungen identifizierbar, d.h. Gemeinsamkeiten und mögliche Variationen von Einflussfaktoren zeigten sich.

- Auch die Patienten mit Atemnot haben auf den Stationen jeweils andere Erkrankungen oder sind in einem anderen Verlaufsstadium ihrer Erkrankung. Sie haben unterschiedliche Bedürfnisse, die sich auch aus ihrer Situation und ihrem Symptomerleben ergeben. Neben den Bedingungen wurde also auch die Verschiedenheit der Patienten als Interaktionspartner aufgegriffen.

Als Initialsampling konnten zwei Einrichtungen gewonnen werden. Ein mittelgroßes Haus mit kirchlichem Träger, das zu Beginn der Beobachtungen kürzlich eine Fusion erlebt hatte. Dort wurden zunächst Pflegende auf zwei Stationen begleitet. Eine der Stationen wurde bereits zu Beginn der Datenerhebung auf unbestimmte Zeit geschlossen und die Beobachtungen dort konnten nicht weitergeführt werden.

Die zweite Einrichtung ist ein Haus der Maximalversorgung, in dem sich eine pneumologische Station bereiterklärte teilzunehmen. Im Verlauf der Studie konnte dort eine weitere Station hinzugewonnen werden, um einen hausinternen und fachübergreifenden Kontrast herzustellen.

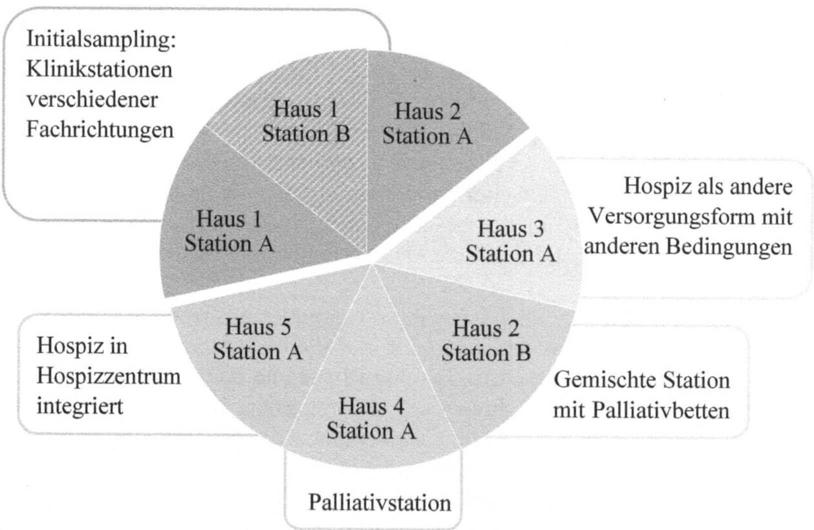

Abbildung 7: Theoretisches Sampling der Einrichtungen

Im Rahmen des durchgeführten theoretischen Samplings wurden vier weitere Einrichtungen und deren Pflegende hinzugezogen (Abbildung 7). Die sich entwickelnden Konzepte der Theorie machten es zudem erforderlich auch Pflegende zu interviewen, die zuvor nicht beobachtet wurden. Dabei handelte es sich vor allem um die Stationsleitungen, die zu ihrer Rolle und ihrer Sicht auf die Ergebnisse der Beobachtungen befragt wurden. Auch hier wurde somit die theoriegeleitete Teilnehmerauswahl (Strübing 2008, Glaser 2010, Morse 1998) in den Vordergrund gestellt.

Kodieren

In der Grounded Theory werden drei Kodierschritte vorgeschlagen (offenes, axiales, selektives Kodieren). Sie werden im Kapitel zur Datenanalyse für die vorgestellte Studie exemplarisch beschrieben.

Methode des ständigen Vergleichens

Ausgehend von den theoretischen Überlegungen sollte immer wieder nach andersartigen Fällen gesucht werden (Strübing 2008, Glaser 2010). Das ermöglicht die entstehende Theorie und ihre Grenzen zu testen. So werden stetig alle Daten miteinander verglichen, um entweder ähnliche Aussagen und Zusammenhänge zu finden (minimales Kontrastieren) oder eine vollkommen andere Art und Weise der Darstellung sowie deren Begründung zu identifizieren (maximales Kontrastieren). Auch in der vorliegenden Studie wurde ein ständiges Vergleichen genutzt, wie in der Darstellung der Auswertung ersichtlich wird.

Nutzung multipler Datenformen

In der Entwicklung der Grounded Theory fordern Glaser und Strauss explizit dazu auf, verschiedene Datenformen zu nutzen. Dieses Vorgehen kann unter methodologischen Gesichtspunkten auch als eine Art der Triangulation verstanden werden. Ziel ist, durch die Kombination verschiedener Herangehensweisen, d.h. durch Nutzung des Pluralismus innerhalb der Erkenntnismöglichkeiten, zur Lösung des Forschungsproblems beizutragen (Fielding 1986; Flick 2008, Franke 2006).

In der vorliegenden Studie wurden nicht nur multiple Datenformen genutzt, sondern mehrere Triangulationen vorgenommen (vgl. hierzu Denzin 1970, 1973, Campbell 1959, Webb 1966). Die bereits von Glaser und Strauss geforderte Datentriangulation wurde durch die parallele, sich ergänzende Durchführung von teilnehmenden Beobachtungen und Experteninterviews erreicht. Auch narrative Anteile innerhalb des problemzentrierten Interviews können als Methodentriangulation verstanden werden. Ebenso stellt die reflexive Grounded Theory als solche bereits eine Triangulation aus verschiedenen methodischen Ansätzen dar.

Die zentrale – weil bedeutendste – Triangulation innerhalb dieser Studie jedoch ist die Nutzung der interaktionstheoretischen Annahmen von Goffman (Theorientriangulation) und deren methodische Anwendung im Rahmen der operationalisierten Rahmenanalyse (Methodentriangulation).

Die Integration der verschiedenen Datenquellen geschieht über das Kodierparadigma der Grounded Theory. So wird die Analyse der impliziten Deutungsmuster und Organisationprinzipien mit dem Identifizieren des interindividuellen Erlebens der relevanten Situationen und der prozesshaften Umsetzung von Strategien in den Interaktionen kombiniert. Diese Art, die Zusammenhänge nochmals anders zu betrachten und zu fokussieren, ermöglicht, die Frage nach den Einflussfaktoren auf pflegerische Entscheidungssituationen bei Patienten mit schwerer Atemnot in den Mittelpunkt zu stellen. Die Analyse der Handlungsstränge und Organisationsstrukturen sozialer Situationen ist somit ein erster Schritt. Der zweite ist das Erleben der Pflegenden und ihren Umgang mit diesen Bedingungen zu beschreiben.

Theoretische Sättigung

Ein klares Ende der empirischen Phase lässt sich bei einer Grounded Theory Studie nicht festlegen, da die generierte Theorie immer nur als vorläufig zu gelten hat (Strübing 2008). Dennoch ist es möglich, ein Ende der Datenerhebung zu bestimmen. Immer wieder auftretende identische Konzepte (theoretische Sättigung) und die systematische Verknüpfung der Daten mittels einer zentralen Kategorie erlauben schließlich die Beendigung der empirischen Phase (Glaser 2010). In der hier beschriebenen Auswertung war die Sättigung erreicht, indem die zentrale Kategorie identifiziert und unter Bezug auf die anderen Kategorien umfassend beschrieben werden konnte.

Theoretische Sensibilität

Die Formulierung von Vorannahmen und -wissen im Vorfeld der Datenerhebung stellt einen wesentlichen Aspekt dar. Sie dient der Identifizierung sensibilisierender Konzepte (Glaser 2010, Strübing 2008), ist aber auch Grundlage der Selbstreflexion (Breuer 2010). Hier zeigt sich, dass Vorwissen bewusst reflektiert und zur Entwicklung der theoretischen Annahmen genutzt wird. Dieses Vorgehen wird durch das Verfassen von Memos und einem Forschungstagebuch weitergeführt.

Theoretische Memos und Diagramme

Da der Analyseprozess der Grounded Theory eher kreativ ist (Strauss 1996), sollten während der gesamten Zeit schriftliche Analyseprotokolle bzw. Memos verfasst werden. So können Entscheidungen transparent gemacht, aber auch entstehende Konzepte festgehalten werden. Auch theoretisches Vorwissen kann expliziert und reflektiert werden. Es werden Kode-Notizen (Ergebnisse des Kodierens enthalten die Bedeutung des jeweiligen Kodes), theoretische Memos (Überlegungen und Entscheidungen im Forschungsprozess) und Planungsmemos oder methodische Notizen (nächste Schritte im Forschungsprozess) unterschieden.

Sie sollten ausführlich und in ganzen Sätzen verschriftlicht werden (Strübing 2008). Strauss empfiehlt, sie auch mit Datum und einer Bezugsquelle zu den Daten zu versehen (Strauss 1996). Ziel ist die Nachvollziehbarkeit des Analyseprozesses sowie die Reflexion von Annahmen und Entscheidungen (Glaser 2010, Strübing 2008). Zudem wird damit eine möglichst große Offenheit im Forschungsprozess angestrebt.

Die in dieser Arbeit genutzten Memos sind

- Memos zu Vorannahmen vor Beginn der Datenerhebung und -analyse,
- Postskripte der Interviews und
- persönliche sowie
- theoretische Memos.

Das in Memos festgehaltene Vorwissen bzw. die Vorannahmen konnten genutzt werden, um im Kontext der Auswahl von Beobachtungsorten relevante Einrichtungen zu finden. Sie dienten somit einerseits der ständigen Reflexion in der Analyse, können jedoch anderseits als sensibilisierende Konzepte (Glaser 2010) verstanden werden.

Persönliche Memos waren insbesondere im Zusammenhang mit den reflexiven Techniken wichtig. Sie dienten jedoch auch der Entlastung in emotional anstrengenden Situationen. Das war im Rahmen der Studie immer wieder notwendig. Neben belastenden Situationen aus dem Pflegealltag, konnten so auch persönliche Betroffenheit und im Rahmen der Studie relevante, private Erlebnisse reflektiert werden. Das folgende Memo entstand beispielsweise kurz nach dem Versterben einer Patientin, die einige Tage begleitet wurde (Box 1).

3.4.2014:
Es erstaunt mich, dass mich der Tod der Patienten tatsächlich so aus der Bahn wirft. Von vornherein war klar, dass die Patienten, mit denen ich es zum großen Teil zu tun haben werde, zumindest mittelbar versterben werden. Vielleicht ist es tatsächlich so, dass mir die Dame als meine erste teilnehmende Patientin und als eine Frau, die ich kennengelernt habe, wichtig geworden ist. Andererseits wird es, auch im Rahmen der Promotion, wichtig sein, dass ich mich in gewisser Weise davon loslösen und distanzieren kann.
Oder hat das Ganze einen anderen Hintergrund? Es ist durchaus möglich, dass es sich um eine Reaktion handelt, die eher persönlich motiviert ist (dann ginge es nicht um sie, sondern um persönlich erlebte Verluste). In jedem Fall ist die Emotion ganz klar: Trauer.

Box 1: Persönliches Memo (Ausschnitt)

Die theoretischen Memos wiederum dienen der Dokumentation von Ideen oder Fragen im Analyseprozess und somit der Weiterentwicklung der Konzepte. Passend zum Analysebeispiel zeigt das folgende Memo, wie das Vorgehen der Pflegenden aus der beispielhaft dargestellten Beobachtungssequenz (Box 3, vgl. S. 73) für das Interview aufgearbeitet wurde (Box 2).

Die Anwendung einer Entspannung oder Suggestion während der Körperpflege habe ich so noch nicht erlebt. In der Situation wirkte es vollkommen stimmig und ich hatte das Gefühl, dass das der Patientin auch guttat, d.h. dass sie sich darauf einlassen konnte. Die Situation an sich wirkte auch entspannt und war nicht so von Zeitdruck geprägt, wie es oftmals vorkommt. Wie auch schon in anderen Situationen mit der teilnehmenden Pflegenden, hatte ich das Gefühl, dass sie wirklich DA ist, wenn sie sich in eine Pflegesituation begibt. Sie ist den Patienten zugewandt und versucht diese immer in die Interaktion einzubeziehen. Dabei scheint die Körperpflege als Reinigung gar nicht im Mittelpunkt zu stehen, sondern eher die Nähe, die dabei entsteht und das Wohlbefinden.
Insgesamt frage ich mich jedoch, ob ich damit Recht habe oder ob ich durch den starken Kontrast zu den anderen Beobachtungen der letzten Zeit beeinflusst bin. Und warum hat die Pflegende die Suggestion so (nebenbei quasi) angeboten? Ich denke, dass sie die Situation bewusst so gestaltet hat. War sie sich aber tatsächlich darüber bewusst, was sie gerade macht? Und was war ihr Ziel dabei? Alleine darum eine mögliche Atemnot zu verhindern, oder ging es um mehr? Diese Fragen sind offen und sollten beantwortet werden. In dem Interview muss ich sie unbedingt fragen, wie sie diese Situation erlebt hat!

Box 2: Theoretisches Memo

Praktisch umgesetzt wurde das Verfassen der Memos mittels MAXQDA und eines Forschungstagebuchs, in das handschriftliche Eintragungen gemacht wurden.

Auch Diagramme wurden immer wieder genutzt und gaben die Möglichkeit Dimensionen, Zusammenhänge oder Beziehungen zu visualisieren. Ihre Anfertigung ist mittels der gängigen Analyseprogramme möglich, kann aber auch papierbasiert oder in anderen Programmen geschehen.

Die Besonderheit der reflexiven Grounded Theory ergibt sich aus der ergänzenden reflexiven und ethnographischen Perspektive, die sich durch die Studie zieht. Daten, die in Beobachtungen entstehen und damit über das Erleben der Probanden hinausreichen, werden systematisch in die Studie einbezogen. Diese Auswertung wird durch eine starke Betonung der Selbst-Reflexivität der Forscherin geleitet und mittels reflexiver Strategien als *„teilnehmende Objektivierung“* (Bourdieu 2004, S. 172) systematisiert. Die Subjektivität der Forscherin selbst sowie die Reflexion der Aussagen und des Handelns von Studienteilnehmern werden darin zum Gegenstand der Untersuchung.

Breuer beschreibt, der ethnographische Zugang soll ermöglichen *„ins Untersuchungsfeld* [zu; CD] *gehen, soziale Nähe zu den Mitgliedern des Feldes* [zu; CD] *suchen, Besuche von und Gespräche mit Untersuchungspartnerinnen und –partnern in deren Lebenswelt* [zu; CD] *unternehmen, teilnehmende Beobachtung und beobachtende Teilnahme dort durch* [zu; CD] *führen“* (Breuer 2010, S. 9). Die Selbst-/Reflexivität soll die Subjektivität der Forschenden besonders beachten. Dabei geht es nicht allein um die Offenlegung von Analyseprozessen und Interaktionen. Erlebnisse und Erfahrungen gelten mit ihren auslösenden Emotionen als besondere Erkenntnismöglichkeit, da sie oftmals nicht-versprachlichte Aspekte von Interaktionen verdeutlichen (ebd.). Die Forscherin der Studie ist als examinierte Gesundheits- und Krankenpflegerin im Krankenhaus sozialisiert. Ihr sind die Abläufe, aber auch eingenommene Rollen und der Sprachgebrauch innerhalb der Einrichtung grundsätzlich zugänglich oder sogar bekannt. Dieses teilweise implizite Wissen zu formulieren und zu hinterfragen ist Teil der reflexiven Strategien. Hier zeigt sich auch ein Anknüpfungspunkt zu möglicherweise impliziten, unbewusst wahrgenommenen Organisationsstrukturen der jeweiligen Erhebungssituation, die für die Auswertungsstrategie der Rahmenanalyse (Kapitel 2) relevant sind.

Breuer beschreibt dafür drei Verfahren (ebd., S. 128ff):

1. Das Schreiben eines Forschungstagebuchs und die Dezentrierung als Technik der Verfremdung und Bewusstmachung. Damit ist gemeint, dass die Forscherin gezielt reflektiert, welche Eindrücke oder *„Eigenresonanzen“*

(ebd., S. 131) sie aus den Feldaufenthalten mitnimmt und wie ihre eigenen Denk- und Handlungsmuster aussehen.
2. Die retrospektive Selbstkonfrontation mit den teilnehmenden Beobachtungen und Interviews, d.h. die Rekonstruktion und Reflexion der teilnehmenden Beobachtungen, den beobachteten Situationen und der eigenen Rolle in den Interaktionen.
3. Den kollegialen Austausch unter Ko-Forschenden, der regelmäßig in der Peergroup und mit anderen Promovenden stattfand.

3.3.2.2 Verlauf der Datenerhebung und -analyse

Insgesamt wurden im Zeitraum von Juni 2013 bis September 2015 33 teilnehmende Beobachtungen in sechs Einrichtungen und Interviews mit 15 Pflegenden durchgeführt. Hinzu kommen einige nicht aufgenommene und transkribierte Gespräche während der teilnehmenden Beobachtungen, die als Gesprächsnotizen in die Auswertung eingeflossen sind.

Die Verlaufsdarstellung (Abbildung 8) zeigt die gleichzeitige Datenerhebung und -analyse für die vorliegende Studie auf. Leitend für die Entscheidungen im Forschungsprozess, wann in welchen Einrichtungen teilnehmende Beobachtungen und mit welchen Teilnehmern wann welche Interviews durchgeführt wurden, waren die sich entwickelnden theoretischen Annahmen (siehe Theoretisches Sampling). Andere Faktoren, die eine Rolle spielten, waren die zeitlichen Ressourcen der Teilnehmer und Forscherin, sowie die Bereitschaft der Teilnehmer sich trotz (zeitweise) massiver Belastungen am Arbeitsplatz zusätzlich an der Studie zu beteiligen. Auch die reflexive Herangehensweise mit den entsprechenden Reflexionstechniken zur Nach- und Vorbereitung auf Feldaufenthalte und die zeitaufwendige Analysemethode spielten eine Rolle.

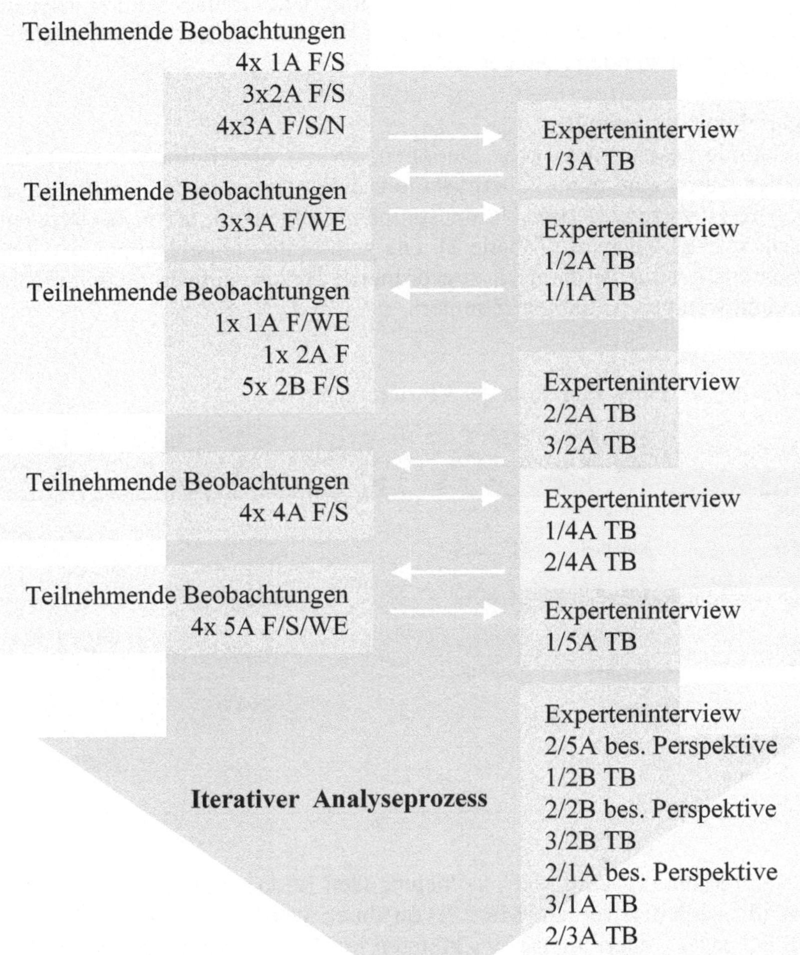

Abbildung 8: Verlauf der Datenerhebung

Feldzugang

Der Feldzugang wurde über die gezielte Ansprache der Institutionen aufgebaut. Praktisch bedeutet das, dass zunächst die Pflegedienst- oder Einrichtungsleitungen per Mail kontaktiert wurden. Im sich anschließenden Prozess wurden alle relevanten Akteure einbezogen, um schließlich den Kontakt zu den Pflegenden auf den Stationen aufzubauen und dann in den Prozess der teilnehmenden Beobachtungen einzutreten (Dunger 2017).

Beschreibung des Samples

Das Sample bestand aus sechs Stationen, die zu fünf Einrichtungen gehören. Darunter waren eine reine Palliativstation, eine gemischte Palliativstation, zwei stationäre Hospize und zwei Normalstationen (allgemein internistisch, pneumologisch) im Krankenhaus (Tabelle 2). Die gemischte Palliativstation bestand aus größtenteils gastroenterologisch zugeordneten Betten, einigen nuklearmedizinischen und wenigen palliativen Zimmern.

Tabelle 2: Charakteristika der Einrichtungen

	Haus 1 Station A	**Haus 2 Station A**	**Haus 2 Station B**	**Haus 3 Station A**	**Haus 4 Station A**	**Haus 5 Station A**
Region	Mittelstadt	Großstadt				
Träger	kirchlich	öffentlich				gemein-nützig
Versorgungsstufe	Regel	Maximal		Andere (v.a. Hospiz)		
Betten	bis 400	über 800		<15 (Hospize)	bis 800	
Anzahl der Beobachtungen	5	5	5	7	4	4
Anzahl der Interviews	3	3	3	2	2	1

Insgesamt konnten während der teilnehmenden Beobachtungen 15 professionell Pflegende begleitet werden. Mit 12 von ihnen wurden Experteninterviews geführt. Für zwei weitere Interviews konnten im Rahmen des theoretischen Samplings Stationsleitungen gewonnen werden, die zuvor nicht beobachtet worden waren. Ein weiteres Interview wurde geführt, um eine besondere Perspektive auf die Station zu bekommen.

Die professionell Pflegenden waren durchschnittlich 42 Jahre (27-58 Jahre) alt und mehrheitlich Frauen (insgesamt wurden vier Männer interviewt und sechs beobachtet). Die durchschnittliche Berufserfahrung inklusive Ausbildung lag bei 17 Jahren mit einer Spanne von zwei bis 32 Jahren. Zwei Teilnehmerinnen waren gelernte Altenpflegerinnen, alle anderen Krankenpflegende bzw. Gesundheits- und Krankenpfleger. Die meisten hatten mehrere Fort-/Weiterbildungen absolviert (Abbildung 9).

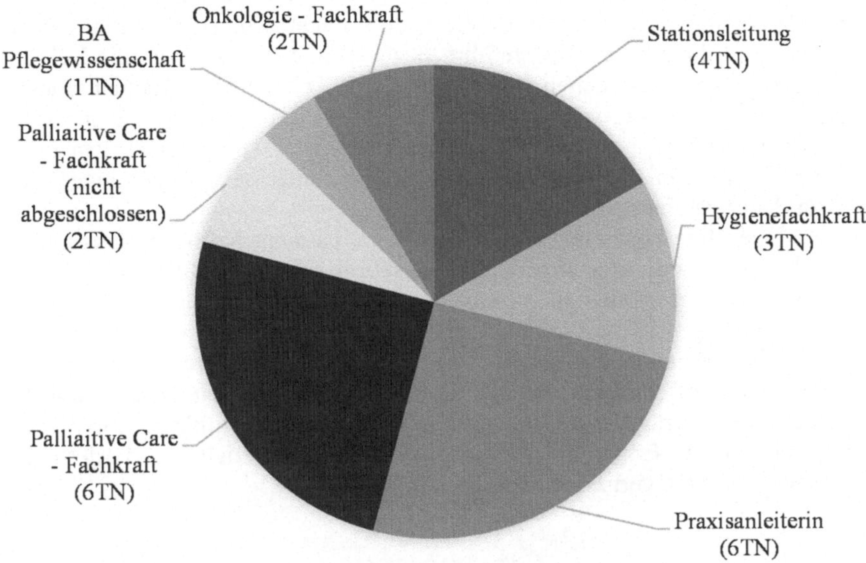

Abbildung 9: Fort-/Weiterbildungen der Teilnehmer (TN)

Die teilnehmenden Beobachtungen waren so angelegt, dass ganze Dienste, oft inklusive der Überstunden, begleitet wurden. Lediglich vier fokussierte Beobachtungen waren kürzer (vier bis sechs Stunden). Es ergibt sich Beobachtungsmaterial aus fast 220 Stunden. Davon fällt eine sehr geringe Zeitspanne auf Situationen, in denen eine Patient-Pflege-Interaktion stattgefunden hat, in der Atemnot eine Rolle spielte. In diesen Situationen mussten die Patienten nicht zwangsläufig akut Atemnot haben. Auch Situationen, in denen als grundsätzlich atemnötig eingeschätzte Patienten versorgt und begleitet wurden, sind Bestandteil dieser Beobachtungen. Insgesamt konnten 29 entsprechende Situationen dokumentiert werden.

Zwei Beobachtungen wurden nicht in die Auswertung mittels Rahmenanalyse einbezogen, da die betreffende Station für eine weitere Datenerhebung (inklusive der Interviews) nicht mehr zur Verfügung stand. Als erlebte Situation/Erfahrung sind sie jedoch durchaus implizit in den Ergebnissen enthalten. Das wurde entsprechend in Memos thematisiert.

Die Interviews fanden, außer einem, alle auf der jeweiligen Station oder in der Einrichtung, d.h. in einem möglichst ruhigen Raum, aber im Arbeitsbereich der Pflegenden statt. Sie dauerten durchschnittlich 53 Minuten (32 Minuten bis 1 Stunde 45 Minuten). Lediglich ein Interview wurde am freien Tag einer Teilnehmerin bei ihr zuhause geführt. Mit zwei Teilnehmerinnen wurde das Interview während ihrer freien Zeit geführt. Sechs Teilnehmer konnten die Zeit auf ihr Arbeitszeitkonto anrechnen lassen, wobei eine Teilnehmerin das nicht nutzte, da ihr Dienst kurzfristig verschoben wurde, sodass das Gespräch vor und während der Arbeitszeit stattfand. Die meisten Interviews wurden nach dem Frühdienst geführt (neun Interviews). Nur zwei Teilnehmer bevorzugten einen Termin vor dem Spätdienst.

Bei allen Interviews herrschte eine offene, partnerschaftliche Atmosphäre. Einige Interviews zeichnen sich durch eine sehr offene Art und Erzählweise aus. In den Gesprächen wurden auch problematische Situationen und Erlebnisse thematisiert. Es zeigte sich, dass die Teilnehmer die Interviewerin als Pflegende und mit der Arbeitssituation vertraute Person anerkannten. Zwei Interviews zeigen zu Beginn weniger offene Erzählanteile durch die Teilnehmenden. Diese waren auf Unsicherheiten bezüglich der Gesprächssituation zurückzuführen und konnte durch eine erneute Erklärung des Gesprächsziels und gezielte Aufforderungen zum freien Erzählen verbessert werden.

3.3.2.3 Datenerhebung und Datenanalyse

Die Darstellung der Datenerhebung und -analyse bricht die Gleichzeitigkeit innerhalb des Prozesses auf. Das geschieht zugunsten einer besseren Verständlichkeit. Zudem wird ein größerer Fokus auf die mit der Rahmenanalyse verbundenen Schritte gelegt. Abbildung 10 gibt eine Übersicht über die verschiedenen Vorgehensweisen und Methoden der Studie.

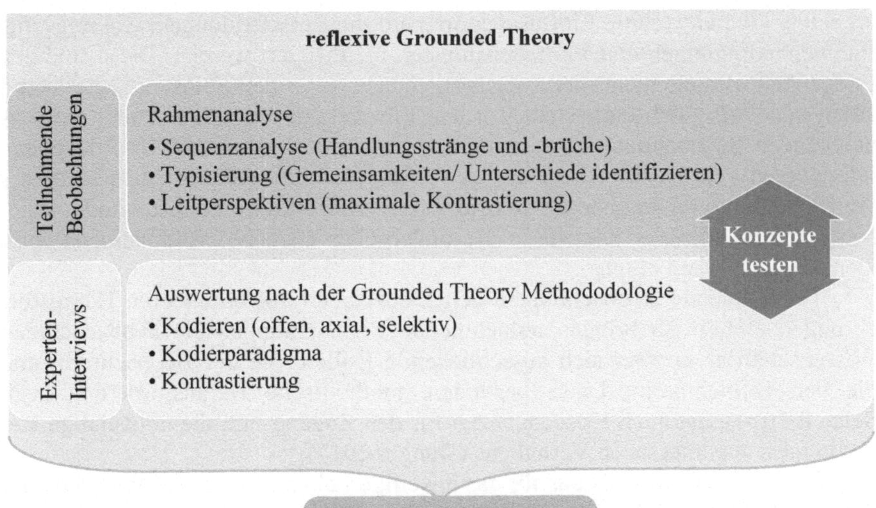

Abbildung 10: Datenerhebung und -analyse

Datenerhebung

Teilnehmende Beobachtungen als Datenerhebungsmethode
Teilnehmende Beobachtungen sind eine komplexe und besonders herausfordernde Datenerhebungsmethode. Ihre Ursprünge liegen in der Ethnologie, d.h. in den Studien der Völkerkunde (Beer 2008, Mauss 2013). Sie wird insbesondere in ethnographischen Studien verwendet, findet aber auch in einigen soziologischen Untersuchungen (Ethnographie der eigenen Gesellschaft) Anwendung (Schnell 2014).

Die Durchführung teilnehmender Beobachtungen bedeutet zunächst, dass Situationen des Alltags der Teilnehmer bzw. ihrer alltäglichen Praxis beobachtet werden. Dies geschieht jedoch nicht von einer Außenperspektive aus. Die teilnehmenden Beobachter nehmen an dem Geschehen teil und werden im Idealfall Teil des Sozialgefüges und des Alltags, den sie untersuchen. Damit bekommen sie den methodisch gewünschten Zugang zu den genannten impliziten und nicht versprachlichten Wissensbeständen der Teilnehmer (Schnell 2014). Ziel der teilnehmenden Beobachtungen (Flick 1999, Lüders 2008) in der beschriebenen Studie ist daher die Ergänzung von Selbstaussagen, die in den Interviews als persönliche Darstellung des Erlebten auftreten. Durch diesen Modus der Datenerhebung können weitere Einflussfaktoren auf die Entscheidungen, wie relevante Rahmenbedingungen und Verhaltensmuster, identifiziert werden. Diese sind den Pflegenden oftmals nicht mehr bewusst, sodass sie in den Selbstaussagen nicht, kaum oder fälschlich dargestellt werden. Ein weiterer wichtiger Punkt der teilnehmenden Beobachtung ist, dass die Wissenschaftler selbst mit den Pflegenden interagieren können. Im Sinne des gewählten methodischen Zugangs ist dieses von Bedeutung, da so über die selbstreflexive Betrachtung der Situation, ausgehend vom Erleben der Forscherin, Besonderheiten (Brüche, Modulationen, etc.) identifiziert werden können.

Teilnehmende Beobachtungen gehen aber auch mit besonderen Herausforderungen einher. So bringen teilnehmende Beobachtungen die beobachtenden Wissenschaftler in zwei sich ausschließende Rollen: die der Beobachterin und die der Teilnehmerin. Diese besondere methodische Herausforderung (vgl. Schnell 2014), hat auch Konsequenzen für den Zugang und die notwendige Reflexion des angemessenen Verhaltens (Dunger 2017).

Ein weiterer Punkt ist das für das jeweilige Feld angemessene Verhalten der Wissenschaftlerin. Allgemein sollte sie sich in Kleidung und Sprache anpassen, offen sein, zuhören, zugewandt sein und nicht verurteilen. Bei Nachfragen, welchen Eindruck sie von einer Situation hat, sollte sie stets ehrlich antworten (Kawulich 2005).

In der vorliegenden Studie wurden diese Empfehlungen dem Setting angemessen umgesetzt. So kam es zu mehreren Kontakten zu den Stationsleitungen und einer ausführlichen Vorstellung im Team, bevor die ersten Beobachtungen durchgeführt wurden. Die Rolle der Forscherin wurde als die einer Hospitantin eingeführt.

Während der teilnehmenden Beobachtungen kleidete sich die Forscherin immer in der üblichen Klinikbekleidung, d.h. meistens Kasack und Hose. In einer Einrichtung wurde die hauseigene Bekleidung gestellt und in den Hospizen war Alltagskleidung (mit einer weißen Hose) gewünscht. Die Zeit vor und nach den Diensten wurde genutzt, um Gespräche zu führen und so das Team und die einzelnen Pflegenden etwas besser kennenzulernen. Bei der Eingliederung in den Tagesablauf half die Sozialisation der Forscherin während ihrer eigenen Ausbildung und beruflichen Praxis. Auch die Übernahme kleinerer Tätigkeiten zur Entlastung in Bobachtungspausen (Wäschewagen einräumen, Tabletts abräumen, Medikamente einräumen) oder in Situationen, in denen die Pflegenden administrative Tätigkeiten ausübten, führte dazu, dass die Forscherin nicht als Störfaktor wahrgenommen wurde.

Für zunächst leichte Irritationen und später etwas Belustigung sorgte, dass die Forscherin sich gelegentlich Notizen machte. Nachdem aber die teilnehmenden Pflegenden die Notizen einmal gesehen hatten, stellte das kein Problem mehr dar. Die Feldnotizen gelten als Gedankenstütze im Rahmen der offenen Beobachtungen und sind die Grundlage für die im Anschluss verfassten Beobachtungsprotokolle. Das folgende Beispiel zeigt eine protokollierte Beobachtungssequenz (Box 3).

Beobachtung: 17 (7. Beobachtung in der Einrichtung; zweite fokussierte)

Sequenz:
Bei der Patientin mit Atemnot bekomme ich die grundpflegerische Versorgung mit: Lena macht eine Jono (Infusion) fertig und wir gehen in das Zimmer, um sie anzuhängen. Dort angekommen, schließt Lena die Infusion an und fragt, ob die Patientin einen trockenen Mund hat. „*Möchten Sie vielleicht etwas Cola oder auch ein wenig Butter, um damit den Mund etwas auszustreichen? Das nimmt die Trockenheit. - Mögen sie den Geschmack von Butter?*" Die Patientin findet, dass es ein Versuch wert ist und Lena besorgt alles dafür. Wieder im Zimmer, hilft sie der Patientin beim Hinsetzen und die trinkt einen Schluck. Davon muss sie etwas aufstoßen, was zu starkem Würgen führt. Als Lena fragt, ob sie eine pflegerische Versorgung wünscht, sagte Patientin „*Alles*", wobei sie dabei schon erschöpft wirkt. Lena spricht mit ihr daraufhin ab, dass es erst das Morphin gibt und kurz zu den anderen Patienten geht. Sie besorgte Spritze mit dem Morphin, das sie der Patientin unter die Haut gespritzt und dann ca. 3-4 Minuten wirken lässt. In dieser Zeit schaut sie nochmals in der Akte, was heute gegebenenfalls zusätzlich gemacht werden sollte: das Pflaster des Zugangs wechseln, das Bett frisch beziehen, usw. die Pflege findet dann komplett im Bett Statt und wirkt eher wie eine Entspannung, als eine Reinigung. Das ist vermutlich auch so beabsichtigt. Ganz langsam, mit ruhigen Bewegungen, wäscht Lena der Patientin Gesicht, Arme und Oberkörper, kremt diese danach ein. Sie benutzt einen Waschlappen der Patientin. Erst nachdem auch der Rücken gewaschen und eingekremt ist, benutzt sie für den Genitalbereich und das Gesäß Einmalwaschlappen der Einrichtung. Sie beginnt den Genitalbereich zu waschen, fragte zunächst, ob das o.k. ist und beginnt der Patientin eine Suggestion anzubieten: „*Stellen Sie sich ruhig vor, Sie wären irgendwo, wo sie gerne sind. Am Meer vielleicht? Entspannen Sie sich...*" Nach dem Waschen spannen wir ein neues Bettlaken und ein fehlendes Bett ein, helfende Patientin beim Drehen und Lena achtet darauf, dass die Patientin sich nicht überanstrengt. Die Zahnpflege macht die Patientin selbst. Lena richtet ihr alles entsprechend und lässt der Patientin offen, ob sie sofort oder erst nach einer Pause beginnt. Als wir draußen sind, erzählt Sie, dass die Atemnot gar nicht mehr so das Problem sei. „*Eigentlich seitdem sie nicht mehr mobilisiert wird, hat sich das relativiert. Jetzt sind die Schwäche und die Übelkeit viel belastender.*" Dennoch gibt sie zu, dass sie sehr überrascht hat, dass die Patientin sich so bzw. überhaupt hat versorgen lassen.

Box 3: Beobachtungsprotokoll (Ausschnitt)

Die Beobachtungssequenz stellt eine Körperpflege bei einer stark atemnötigen Patientin dar, die zudem an Übelkeit und Schwäche litt. Dieses Beispiel ist Grundlage für die weiteren Darstellungen im Rahmen des methodischen Vorgehens, auch für die Experteninterviews.

Experteninterviews
Um möglichst offen in den Themenbereich einzusteigen und viel über die Gestaltung und das Erleben der professionell Pflegenden zu erfahren, aber auch die bereits entstehenden Konzepte zu testen, wurden die Experteninterviews als problemzentrierte Interviews (Witzel 2000) geführt, wobei zu Beginn ein Erzählstimulus gesetzt wurde (Schütze 1983), auf den eine narrative Erzählung im Sinne einer biographischen Selbstpräsentation (ebd.) der Teilnehmer folgte. Dieses Vorgehen ist übereinstimmend mit der Gegenstandsorientierung, die einen flexiblen Gebrauch von Fragetechniken erlaubt.

Problemzentrierte Interviews eignen sich im Rahmen der Studie sehr gut, um die Ergebnisse der teilnehmenden Beobachtungen und vorherigen Interviews durch (weitere) Selbstaussagen zu ergänzen. Ziel ist eine *„möglichst unvoreingenommene Erfassung individueller Handlungen sowie subjektiver Wahrnehmungen und Verarbeitungsweisen gesellschaftlicher Realität*“ (Witzel 2000). Gleichzeitig begegnen sich die Gesprächspartner als gleichberechtigt. Teilnehmer werden immer als Experten und somit Herren ihrer eigenen Orientierung und Handlungen angesehen. Die Interviewführung ist prozess- und gegenstandsorientiert, d.h. dass auf die Gesprächssituation individuell reagiert wird.

Nach der Kontaktaufnahme, zu der auch gehörte, das Vorgehen im Interview zu erläutern und offene Fragen zu beantworten, wurde die erzählgenerierende Frage gestellt. Diese vorformulierte Einleitungsfrage lautete:

Erinnere dich bitte an zwei Patienten aus der letzten Zeit, die schwere Atemnot hatten. Was hast du in entsprechenden Situationen mit Atemnot gemacht und warum hast du das gemacht?

Zur allgemeinen Sondierung erfolgten dann nach der Narration weitere Fragen. Schließlich kamen Fragen zur speziellen Sondierung zum Einsatz. Beispielhaft dafür ist der Leit- oder Gesprächsfaden für ein Interview abgebildet (Box 4). Darin kommt auch die beschriebene Beobachtungssequenz vor. Im Interview wurden so gezielt weitere Situationen mit atemnötigen Patienten erfragt und dann mit den teilnehmenden Beobachtungen kontrastiert. Die Themenfelder der Ad-hoc-Fragen entwickelten sich aus der Analyse der teilnehmenden Beobachtungen und der Analyse der anderen Interviews, d.h. aus den entstehenden Konzepten. Diese konnten so während der parallel verlaufenden Analyse weiterentwickelt werden. Ad-hoc-Fragen konnten aber auch als direkte Nachfragen zum Überprüfen neuer Vermutungen im Interview genutzt werden (Witzel 2000).

Initialfrage: Erinnere dich an zwei Patienten aus der letzten Zeit, die schwere Atemnot hatten. Was hast du in entsprechenden Situationen gemacht und warum hast du das gemacht?

Themenfelder und deren Inhalte:

Atemnot
Ist Atemnot eigentlich anders als andere Symptome? Warum?

Maßnahmen bei Atemnot
In der Situation mit der Patientin (Körperpflege, Suggestion): Hast du das bewusst angewendet? War diese Suggestion speziell für die Atemnot gedacht?
Weißt du ob diejenigen, die bei euch die Aromatherapie-Fortbildung haben, in Atemnotsituationen Aromaöle benutzen?
Welche Bedeutung hat es, möglichst immer bei einem atemnötigen Patienten zu bleiben, ihn nicht allein zu lassen?
Gibt es spezielle Maßnahmen bei kontinuierlicher Atemnot?
Zuletzt: Welche pflegerischen Maßnahmen bei Atemnot fallen dir ein und welche davon nutzt du im Alltag tatsächlich?

Einschätzung
Muss man die Patienten gut kennen, um sie und die Situation einschätzen zu können?
Welche Rolle spielt die Übergabe allgemein und für Atemnotsituationen?

Hospiz als Einrichtung
Was ist im Hospiz anders?
Abgrenzung zu anderen Einrichtungen: Was ermöglicht besser/anders mit Zeit umzugehen?
Welche Rolle spielt es, dass die Patienten kaum noch (Lebens-)Zeit haben?
Glaubst du, dass der Anspruch der Patienten, die zu euch kommen, ein anderer ist, als wenn sie ins Krankenhaus gehen?
Habt ihr manchmal Leute, die nochmal ausziehen? (Einlassregeln)
Welche Rolle habt ihr als Pflegende? Seid ihr so eine Art Reisebegleiter?
Wechsel und Überlagerung belastender Symptome: Wie ist das?

Pausen
Wieso werden keine oder nur selten Pausen gemacht?

Nachtdienst
Wie ist es, nachts zu arbeiten?
Wie ist es nachts, wenn Patienten Atemnot haben?

Abschluss: Gibt es noch irgendetwas, das dir zu dem Thema einfällt oder irgendetwas, was du noch sagen möchtest?

Box 4: Beispielhafter Gesprächsfaden (Interview 15)

Alle Interviews wurden mittels eines digitalen Aufnahmegeräts aufgenommen. Nach Beendigung der Aufnahme folgte jeweils ein Gespräch, bei dem gelegentlich weitere Informationen weitergegeben wurden. Diese konnten in ein Postskriptum eingefügt werden, welches außerdem Auskunft über die Umgebung, Eindrücke der Interviewerin oder weitere Besonderheiten gibt.

Die Interviews wurden in MAXQDA transkribiert und so der computerunterstützten Auswertung zugänglich gemacht. Die ersten Transkriptionen führte die Forscherin selbst durch. Danach bekam sie Unterstützung durch ein Mitglied ihrer Peergroup, das sich schriftlich zum Stillschweigen über die Inhalte der Interviews verpflichtete. Alle Transkriptionen wurden in Anlehnung an die Transkriptionsregeln nach Dresing und Pehl (2013) vorgenommen.

Die folgende Interviewsequenz aus dem dazugehörigen Transkript handelt von der beobachteten Situation des Protokollauszugs (Box 5). Beide Auszüge aus dem Datenmaterial dienen der Beschreibung des Vorgehens bei der Auswertung.

Forscherin: Nein, ich habe auch, du hast jetzt gerade gesagt, möglichst ruhig und so mit den Patienten umgehen, es gab eine Situation mit einer Patientin, wo du eine Körperpflege gemacht hast und ihr, also die war, die war extrem schwach, die war auch ein wenig luftnötig und hatte mit Übelkeit zu kämpfen und du hast in dem Augenblick gar nicht von wegen, ja die will wahrscheinlich gar nicht jetzt irgendwie, also wahrscheinlich gar keine Körperpflege haben und die sagte dann aber, doch möchte ich; und dann diese Situation so entstand mit der Körperpflege, dass du ihr eigentlich und das ist jetzt für mich eine Frage, ob du das wirklich bewusst gemacht hast, ihr mehr oder weniger bei der Körperpflege als es dann zur Intimpflege kam, auch eine Suggestion angeboten hast, du hast dann gemeint, die mochte Leuchttürme und Strand und so, stellen sie sich doch einfach mal vor, sie sind am Strand und bist sozusagen auf diese Schiene gekommen und da habe ich überlegt, war das sozusagen Absicht?

Lena: Ja, ich glaube ich habe die Patientin auch noch gut vor Augen, das war volle Absicht, weil das der Moment für mich war, sie wollte ja auch noch immer unterhalten, also ich hatte immer bei ihr noch das Gefühl, sie hatte die diesen diesen Druck, sie muss ein Gespräch führen, so, also ich habe sie so zumindest in Erinnerung, aus Höflichkeit heraus, man muss sich ja untereinander unterhalten und ich merkte so, sie wollte ja auch und du warst ja mit dabei und sie wollte dann, jetzt hatte sie zwei Personen und ich glaube das sie das auch aufgeregt hat, ob sie das jetzt wollte oder nicht und selbst wenn wir er ihr noch so gut erklärt haben, das macht so eine gewisse Aufregung und das war ja eine ältere und ich glaube, dass das so zu ihrer Höflichkeit

(Fortsetzung)

gehörte, man muss ja die anderen unterhalten und das war so der Moment wo ich gedacht habe, ich muss ihr jetzt was bieten, wo sie nichts tun muss, sondern wo sie, wo sie in Gedanken unterwegs ist und es gab ja auch Situationen, die waren ihr dabei einfach unangenehm und ich wollte ein bisschen ablenken und das war tatsächlich ganz absichtlich gewählt, ja.

Forscherin: Ok.

Lena: Ja, richtig, das funktioniert natürlich nicht bei vielen Patienten, aber bei der Patientin wusste ich das einfach, dass die, ja, sich auch da in so gedanklichen Welten bewegt und viel nachdenkt, wo sie sich auf sowas und diese Bilder einlassen konnte, mhm, das stimmt, also so oft mache ich es nicht, aber da bot sich das in dem Moment gerade an.

Forscherin: Ok, das heißt aber das war keine, also nicht sozusagen, gewählt um irgendwie, weiß ich nicht zum Beispiel Atemnot, dass die sich steigert, irgendwie zu verhindern, sondern es war irgendwie sozusagen der Situation geschuldet, der Gesamtsituation sozusagen das ein bisschen aufzulockern.

Lena: Der Gesamtsituation, aber durchaus mit der Atemnot auch, weil, wie du sagtest, also ich hätte ja bei ihr unter Umständen gar keine Pflege großartig machen wollen, weil ich sie nicht dafür in der Lage befunden habe, aber das ist ja so eine subjektive Geschichte, was ich ihr andichte und das sie anders wahrnimmt als ich, weil sie einfach in dieser Situation anders drin steckt und ich wollte zum einen die Situation für sie annehmbarer machen oder angenehmer, aber zum anderen wollte ich sie auf jeden Fall, dadurch dass sie mir zuhören musste und Gedankenarbeit leisten musste und nicht redet, noch aus dieser Atemnotsfalle heraus führen, dass das in diesem Raum, in dem wir uns befinden, ich glaube wir haben das sogar in ihrem Bett gemacht, wir haben das ja nicht im Badezimmer gemacht, aber dass sie eben nicht das Gefühl hat, durch das reden, sich noch atemnötiger machen, also vielleicht hatte sie auch gar nicht das Gefühl, aber ich für mich, wenn sie jetzt noch redet und unangenehm ist es ihr auch noch, dann hatte ich so die Vorstellung, die Atemnot wird noch steigen und da wollte ich diese Situation möglichst ruhig abhalten und das mit der Suggestion ist glaube ich auch dadurch gekommen, weil sie die Intimpflege ja eigentlich lieber selber gemacht hätte, aber es ihr ja so unangenehm war und da habe ich dann versucht sie zusätzlich noch abzulenken, also ich denke es war beides, aber nicht nur Atemnot, ganz bestimmt nicht, sondern es war so die Gesamtsituation mit, ja, Atemnot gepaart mit unangenehmen Empfinden für die Situation.

Box 5: Interviewausschnitt (Interview 15)

Datenauswertung

Rahmenanalyse der teilnehmenden Beobachtungen

Die Analyse der Beobachtungsprotokolle erfolgte anhand der operationalisierten Rahmenanalyse (vgl. Kapitel 2) in den Schritten Sequenzanalyse, Bilden von Leitperspektiven sowie Klassifikation und Typenbildung.

1. Sequenzanalyse

Zentrales Ziel der Sequenzanalyse ist das Darstellen von Handlungsabfolgen und Verhaltensmustern. Zu diesem Zweck wurden alle Beobachtungsprotokolle sequenziert und die Sequenzen benannt. Bei der Benennung wurde zunächst auf die einfache Beschreibung der Tätigkeiten zurückgegriffen. Das Bringen/Abholen von Patienten innerhalb der Einrichtung, aber außerhalb der Stationen wurde mit „Bringen und Holen" betitelt. Zusammen mit anderen Gründen, die Station zu verlassen (bspw. „Abholen der Post/Postrundgang") wurde das „Bringen und Holen" zudem den „Wegen außerhalb der Station" zugeordnet. Gleichzeitig wurden bereits einzelne Schlüsselreize aufgenommen, die zu gewissen Handlungen führen. So konnte der „Patientenkontakt" in „geplant" und „ungeplant", weil beispielsweise durch schellende Patienten ausgelöst, unterteilt werden.

Alle besonderen Situationen, d.h. solche, in denen Atemnot eine Rolle spielte, wurden nochmals genauer sequenziert. Beispielhaft zeigt Tabelle 3 einen Ausschnitt der Sequenzierung der bereits genannten Beobachtung.

Tabelle 3: Ausschnitt der Sequenzierung

Kodierung	**Beschreibung**	**Beobachtungsprotokoll**
außerhalb des Zimmers	räumlich getrennt; Informationssammlung	In dieser Zeit schaut sie nochmals in die Akte,
Art der Durchführung	Ort/ Begrenzung; Eindruck; gestaltete Atmosphäre	die Pflege findet dann komplett im Bett statt und wirkt eher wie eine Entspannung, als eine Reinigung. Das ist vermutlich auch so beabsichtigt.
Art der Durchführung	Geschwindigkeit; Ruhe	Ganz langsam, mit ruhigen Bewegungen,
Übernahme von Tätigkeiten	vollst. Übernahme; Reihenfolge und Art (nicht erst komplett waschen und dann cremen)	wäscht Lena der Patientin Gesicht, Arme und Oberkörper, cremt diese danach ein.
Art der Durchführung	Situation gestalten (angenehmer eigenen WL zu nutzen?!)	Sie benutzt einen Waschlappen der Patientin. Erst nachdem auch der Rücken gewaschen und eingecremt ist, benutzt sie für den Genitalbereich und den Hintern Einmalwaschlappen der Einrichtung.
Übernahme von Tätigkeiten	vollst. Übernahme	Sie beginnt den Genitalbereich zu waschen,
Privatsphäre/ Pat-Wille	Patientenwille; Einverständnis holen	fragt zunächst, ob das o.k. ist
Art der Durchführung Maßnahme	Situation gestalten; Atmosphäre; *Maßnahme!!*	und beginnt der Patientin eine Suggestion anzubieten: „Stellen Sie sich ruhig vor, Sie wären irgendwo, wo Sie gerne sind. Am Meer vielleicht? Entspannen Sie sich...

Im Anschluss an die Sequenzierung mehrerer Beobachtungsprotokolle derselben Einrichtung wurden diese dann verglichen bzw. kontrastiert. Leitend waren dabei die in Box 6 exemplarisch beantworteten Fragen.

Titel: „Körperpflege als Wohlfühl-/ Seelenpflege“

Zeigen sich wiederkehrende Handlungsmuster in einer Einrichtung?

- **Was wird besonders häufig gemacht?**
  Absprache zu Vorgehen/ Wünsche erfragen und beachten (4)
- **Gibt es immer wieder auftretende Abläufe oder Prioritätensetzungen?**
  Vorsichtiges und umsichtiges Handeln/ Situation kontrollieren und organisieren
- **Was wird nicht gemacht?**
  Patientin überlasten
- **Treten besondere Situationen auf, die als Sequenzen nochmals fokussiert betrachtet werden müssen?**
- **Typische/ charakterisierende Situationen**
  Frage nach Mundpflege (4), Medikamentengabe (5), Körperpflege als Entspannung (7) mit Suggestion (8)

Kommt es zu Überlagerungen und/ oder Abwechslungen von Rahmen? Wann?
Suggestion als Angebot und Modulation der Gesamtsituation

Geben die Handlungen darüber Aufschluss, wie eine Situation verstanden wird, d.h. welche Rahmung besteht? Wo und wie?
Absprache zu Vorgehen/ Wünsche erfragen und beachten -> Patientin wird einbezogen und die Handlungen an ihren Vorstellungen angepasst
Vorsichtiges und umsichtiges Handeln/Situation kontrollieren und organisieren -> Die zugewandte umsichtige Pflege scheint zwei Ziele zu haben: (1.) die Patientin möglichst wenig zu belasten und wenig direktiv zu sein, aber (2.) auch die Situation möglichst viel kontrollieren zu können
Medikamentengabe -> Kontrolle der Situation und Prävention für die Belastung der Patientin
Körperpflege als Entspannung mit Suggestion -> bewusstes oder unbewusstes Angebot zur Entspannung und damit auch eine Maßnahme gegen Atemnot, Übelkeit, usw.

Welche Organisationsprinzipien lassen sich in den allgemeinen Beobachtungen und in den besonderen Sequenzen identifizieren?
Ein auf besondere Weise raum-zeitlich geprägter primärer Rahmen, der eine „Körperpflege“ beschreibt. Besonders zu berücksichtigen sind die Zeit der Versorgung (mittags, d.h. flexibel) und deren Ort (im Bett, d.h. maximal unflexibel). Auch hier finden verschiedene Gespräche statt, die dem Feststellen von Bedürfnissen und Wünschen der Patienten sowie der Absprache und Prioritätensetzung von Arbeitsabläufen und das Angebot einer Imagination dienen.
Das vorrangige Ziel der Pflegende scheint, für die Patientin eine Situation des Wohlbefindens und Entspannung zu ermöglichen (Seelenpflege). Nachdem die Patientin zuvor wünscht, dass sie gewaschen wird, erscheint dieses Vorgehen wie eine Modula-

(Fortsetzung)

tion der eigentlichen Situation. Das erreicht sie über die Art und Weise, wie sie mit der Patientin kommuniziert und die Handlungen durchführt. Dabei bleibt ihr Vorgehen kongruent mit dem Gesamtziel der Versorgung und Begleitung in der Einrichtung und ihrer Haltung (Sorge um die Patientin).
In der Sequenz spielt Atemnot als Klammer eine Rolle.

Lassen sich im Datenmaterial besondere Perspektiven identifizieren, die als vorläufige Leitperspektiven dienen können?
Reise(begleitung); Tod/Sterben

Box 6: Zusammenführung der Auswertung von Beobachtung 17 (Beobachtung 7, zweite fokussierte Beobachtung)

Eine weitere Kontrastierung erfolgte, indem die Protokolle verschiedener Einrichtungen verglichen wurden.

2. Leitperspektiven bilden

Nachdem eine erste Rekonstruktion von Abfolgen vorgenommen wurde, konnten Rahmen, Klammerung, Verhaltensmuster oder auch Fehlrahmung/Transformation (von Rahmen) identifiziert werden. Dabei gliedert sich dieser Schritt der Analyse in zwei Unterpunkte. Sie geben auf verschiedene Weise darüber Auskunft, worum es in dem beschriebenen zeitlichen Ablauf geht.

a) Fragenkatalog zur Prüfung der Konzepte der Rahmenanalyse (allgemein und speziell)
   Der Fragenkatalog lässt sich für das gegebene Beispiel mehrfach anwenden. Einerseits wurde die gesamte teilnehmende Beobachtung eingeschätzt. Andererseits wurde auch die besondere Sequenz bearbeitet. Tabelle 4 zeigt die Anwendung des Fragenkatalogs auf die bekannte fokussierte Beobachtung.

Tabelle 4: Fragenkatalog zur Auswertung der teilnehmenden Beobachtungen (Beispiel)

Beobachtung: Beobachtung 7; zweite fokussierte
Sequenz: s.o. (Box 3)
Titel/ Thema:
Körperpflege als Wohlfühl-/Seelenpflege vorher: Medikamentengabe (Jono)/ nachher: Zahnpflege Patientin überlassen und andere Patienten versorgt, innere Klammern: Pausen durch Holen von Getränk, etc. und durch Medikamentengabe
Fragenkatalog (Anlegen und prüfen theoretischer Konstrukte):
Welcher primäre Rahmen liegt vor?
Körperpflege **Liegen mehrere primäre Rahmen vor? Welche?** (außerhalb der Situation: weitere Patienten, die versorgt werden möchten; werden in der Situation nicht beachtet) **Welcher Art ist der primäre Rahmen/ sind die primären Rahmen?** **[x]** Raum-zeitlich/zeremoniell: Zimmer; Pflege im Bett; Medikamentengabe zuvor (?); Reihenfolge der Maßnahme **[x]** Gesichts-/Gesprächsrahmen: Wird der Inhalt verstanden? [**ja**] [nein] ***Handelt es sich um ein Gespräch oder um eine Informationsgabe?*** *Kommunikation; Information über Abläufe* ***Werden Indexausdrücke/gestalterische Erkennungszeichen eingesetzt?*** *[nein]* ***[ja] Welche?*** Imagination (Stimmlage geändert usw.) [] Geschlechtsrahmen Gibt es Zuweisungsakte? [ja] [**nein**] Welche? -- [] Sonstige: -- **Sind Anfangs-/Schlusszeichen erkennbar? [ja]** [nein] Welche? (innere und äußere Klammern; Konventionen und Rituale) Kontaktaufnahme, Wahl lassen (Mundpflege)
Verstehen alle Beteiligten den Rahmen und die Handlungen gleich?
[ja] (Wie?) "Seelenpflege", Patientin (wie bewusst ist sie sich über Modulation?) [nein]

Was scheint die eigentlich gewollte Normalität zu sein?
Wohlbefinden und Entspannung ermöglichen
Wird davon abgewichen? [ja] **[nein]** ***Wie?***
--
Liegt eine (Mehrfach-)Modulation vor? [ja] [nein]
Welche Art der Modulation liegt vor?
Körperpflege nicht als Reinigung, sondern als Entspannung
Sind der Modulation Grenzen gesetzt?
ja, durch den Patientenzustand und das verfolgte Ziel
Liegt eine Täuschung vor? [ja] **[nein]**
Welche Art der Täuschung liegt vor?
--
Liegt eine Selbsttäuschung vor? [ja] **[nein]** Inwiefern?
--
Welche Bedeutung hat die Täuschung im Rahmen der sozialen und organisationalen Strukturen?
--
Welche Schichten hat der Rahmen?
Körperpflege, Seelenpflege
Was ist der „Rand" des **Rahmens?**
Seelenpflege
Was sind die Ziele der Rahmengestaltung?
Ruhe und Entspannung (Symptomlast mindern)
Was sind Ziele der Grenzsetzung?
Sorge um Patientin

Die Anwendung ist nicht als statisch zu verstehen. Eine Erweiterung der Rahmenkonzepte ist durchaus möglich und wurde im Rahmen der Auswertung auch genutzt (siehe Atemnot als Rahmen und Klammer in der Ergebnisdarstellung).

Die Anwendung dieses allgemeinen Fragebogens verdeutlicht zunächst die Operationalisierung der Konzepte und das Vorgehen in der Auswertung. Deutlich ist zugleich, dass

- einige Aspekte nicht unmittelbar ersichtlich zur Fragestellung gehören (Selbsttäuschung der Patientin) oder
- auch eher spekulativ wirken und
- daher einer weiteren Betrachtung bedürfen.

Goffman nimmt diese Ungenauigkeiten in der ersten Annäherung an die Daten in Kauf, um die entstehenden Konzepte zunehmend vertiefen zu können. Das geschieht durch das Sammeln bzw. Erheben vieler Einzelsituationen und deren Vergleich, die komplexe Auswertung in weiteren Schritten und die Einbeziehung der Selbstaussagen teilnehmender Akteure.

Zudem zeigt die Analyse der Situation mittels der Konzepte, wie komplex organisiert bereits kurze Alltagssituationen sind. Welche Besonderheit in dieser Situation liegt wird dann deutlich, wenn man andere Situationen mit dem primären Rahmen „Körperpflege" betrachtet. Während in den allermeisten Situationen tatsächlich die körperliche Reinigung im Vordergrund steht, ist es hier das Wohlbefinden der Patientin. Das ist eine Erweiterung der pflegerischen Perspektive, die in keiner anderen Einrichtung miterlebt wurde und in einigen Interviews als schlichtweg unrealistisch beschrieben wird.

Nicht besonders ist, dass Pflegende häufig mehrere Handlungen gleichzeitig durchführen. Dabei wissen sie, dass weitere Aufgaben auf sie warten und sie die Patienten über ihre wahren Handlungsgründe oder in anderen Beobachtungen beispielsweise über die zur Verfügung stehende Zeit täuschen. Diese Täuschungen sind aber in der Regel nicht böswillig. Sie dienen den Pflegenden in ihrer Rolle, einerseits die Situation zu kontrollieren und andererseits den Patienten Ruhe oder Sicherheit zu vermitteln, das Gefühl von Zuwendung zu geben usw.

b) Leitperspektiven

Nach dieser inhaltlichen Beschreibung der Handlungsstränge erfolgt der Vergleich der vorläufigen Analyseergebnisse untereinander und mit anderen Perspektiven/Motiven, die sich erst im Laufe der Beschreibungen ergeben.

So ergab die Analyse und Zusammenfassung aller Beobachtungen aus der Einrichtung, in der auch diese „Körperpflege als Seelenpflege" stattgefunden hat vor allem die drei Perspektiven Familie, Bienenstock und Reisebetreuung. Auch wenn es einzelne Situationen gab, in denen weitere Perspektiven relevant erschienen, waren diese die dominierenden. Exemplarisch sollen eine Perspektive und der Übergang zu einer weiteren in Stichpunkten erläutert werden:

- Die Einrichtung erscheint zunächst wie eine Familie mit klarer Rollenverteilung.
- Die Pflegenden übernehmen die Rolle der sorgenden und untereinander gleichberechtigten Eltern.
- Die Patienten stellen in dem Sorgezusammenhang junge oder ältere Familienmitglieder dar, die je nach Krankheitsstadium, zunehmend Aufmerksamkeit und Zuwendung bekommen.

- In den ersten Beobachtungen konnte diese Rollenverteilung teilweise auch in der Art der Kommunikation beobachtet werden. Eine Pflegende nutze eine verniedlichende Sprache/Kindersprache bei einigen Patienten und streichelte diese unaufgefordert im Gesicht. Die Patienten wiederum gaben nicht zu verstehen, dass sie diese Art der Kommunikation störte.
- Die „Eltern“ scheinen sehr organisiert und arbeiten ihre Aufgaben gewissenhaft ab. Das gelingt in stressigen Situationen vor allem dadurch, dass nicht nur jeder die Aufgaben in seinem eigenen Bereich abarbeitet, sondern kooperiert wird, d.h. eine Unterstützung der Kollegen umgesetzt wird.
- Übergeordnetes gemeinsames Ziel ist dabei das Wohlbefinden der Patienten, das sich aus dem Sorgezusammenhang (hier der Versorgungsauftrag) ergibt.
- Die Patienten, so der zweite Blick, erscheinen als Reisende auf ihrer letzten Reise. Diese Reise wird durch die Pflegenden als Reiseleiter begleitet und verläuft individuell, möglichst symptomfrei und – wenn gewünscht – in Gemeinschaft.

Insgesamt wurden fünf Leitperspektiven ausgearbeitet, die hier nicht in Gänze beschrieben werden können.

1. Totale Institution (Goffman 2015)
2. Familie (Gehring 2002, Wright 2014, Bundeszentrale für politische Bildung 2016)
3. Bienenstock (Länderinstitut für Bienenkunde 2016)
4. Reisebetreuung (Baumbach 2007)
5. Schlacht (Clausewitz 2013)

Zur Beschreibung und Ausarbeitung der Leitperspektiven wurden (so weit möglich) Fachtexte herangezogen. Die fünf Perspektiven wurden genutzt, um im kontrastierenden Vergleich Charakteristika der identifizierten Rahmen und Rahmungen zu erkennen. Das genannte Beispiel im Kontext der gesamten teilnehmenden Beobachtung konnte so als sehr fürsorglich beschrieben werden. Diese familiär wirkende Fürsorge hat jedoch auch ihre Grenzen. So bedarf es einer ständigen Organisation und Abstimmung, um allen Anforderungen gerecht zu werden. Diese gelingt in dem eingespielten Team sehr gut und fast unbemerkt.

3. Klassifikation und Typenbildung

In diesem Schritt werden Gemeinsamkeiten und relevante Unterschiede zwischen den beschriebenen Rahmungen beschrieben. Anhand der bereits aufgeführten Fragen werden kurze Beschreibungen für jede analysierte Beobachtung

(Box 7), jede Einrichtung und für alle Einrichtungen festgehalten. So können sowohl Bedingungen und Perspektiven/Motive, als auch Handlungsstrategien in Beziehung gesetzt werden, um das Typische in und zwischen den Einrichtungen herauszuarbeiten.

Die im ersten Analyseschritt beantworteten Fragen wurden ergänzt und zusammen auf alle Einrichtungen bezogen (vgl. Kapitel 2). Ihre Beantwortung könnte wie folgt aussehen:

Gibt es Gemeinsamkeiten/*Unterschiede* in den Handlungen und Rahmungen?

- Innerhalb der Einrichtungen:

1A: Funktionspflege, Orientierung an institutionellen Aufgaben, fehlende Selbstorganisation und Prioritätensetzung, Aufräumen (als Kontrolle), kein Patientenkontakt, Rollenaufteilung im Team, Selbstwahrnehmung, Abgabe von Aufgaben; Teamrituale und -bedeutung

Ziel: PROZESSE MANAGEN FÜR DIE MEDIZINISCHE VERSORGUNG

2B: immer ein Verwalten von Mängeln, das aber mit Ruhe passiert, Grenzen setzen als Teil der Kompensation und zur grundsätzlichen Arbeitsbewältigung, Beziehungen untereinander ist wichtige Unterstützung, bei anerkannter Bedürftigkeit sehr zugewandte Versorgung der Patienten Organisationsgrad der Pflegenden verschieden, Palliative Versorgung anteilig erkennbar (in direktem Patientenkontakt)

Ziel: KOPF ÜBER WASSER HALTEN (UND DABEI ERTRINKENDE RETTEN)

3A: Nähe suchen und geben, Beziehungen gestalten, patientenzentrierte Versorgung, Freiheit von alltäglichen institutionellen Krankenhausstrukturen, Kontrolle von Situationen, gleichberechtigtes interprofessionelles Team, Belastungen besprechen/ supervidieren, Sorge und Verantwortung

Ziel: STERBEN GESTALTEN FÜR PATIENTEN/ ANGEHÖRIGE (Versorgung gestalten im Sterbeprozess)

(Einrichtungen 2A, 4A und 5A fehlen)

- Zwischen den Einrichtungen:
  - *Art und Weise der Handlungen*
  - *Struktur und Organisation*
  - *allgemeine Ziele der Institution und der Pflegenden*
  - *Ziel von Kontrolle*
  - *Rolle und die Abgabe von Aufgaben*
  - *Patientenkontakt*
  - *Patientenklientel (verschieden in den Einrichtungen?)*

Kommentar: der selbst wahrgenommene normative Anspruch scheint ähnlich zu sein, wobei auch die Bedingungen und Möglichkeiten (der Gestaltung) beachtet werden.

Box 7: Gemeinsamkeiten und Unterschiede (Auszug aus der Bearbeitung)

Analyse der Experteninterviews

Die Datenauswertung der Interviews begann nach dem ersten Interview, parallel zu den teilnehmenden Beobachtungen. Die transkribierten Interviews wurden nach den Auswertungsschritten der Grounded Theory analysiert, d.h. die Interviewinhalte wurden zunächst offen und axial kodiert. Die letzten Schritte des selektiven Kodierens fanden erst nach der abgeschlossenen Datenerhebung statt, wenngleich sich die zentrale Kategorie bereits in den letzten Interviews herauskristallisierte und so als ein Aspekt in die Interviews aufgenommen werden konnte.

Zur Darstellung der Analyse, die das Kodierparadigma früh in der Auswertung nutzt (Strübing 2008), wird nun der bereits bekannte Interviewausschnitt herangezogen.

Offenes Kodieren

Ziel des offenen Kodierens ist das Identifizieren von ersten Konzepten. Dazu werden die Interviews zunächst in einzelne Abschnitte bzw. Sinneinheiten eingeteilt und diese benannt (Strauss 1996).

In der Studie wurden die Transkripte in Sinneinheiten aufgeteilt, die einzelne Wörter, Sätze oder auch Absätze beinhalten konnten. Waren zu Beginn der Auswertung die Abschnitte recht klein, so wurden sie im Verlauf der Auswertung teilweise komplexer. Das ermöglichte bereits dargestellte Zusammenhänge aufzugreifen. Das Benennen der Phänomene wurde in einem ersten Schritt anhand sogenannter In-Vivo-Codes durchgeführt, um eine möglichst große Nähe zu den Daten zu gewährleisten.

Schließlich konnten diese einzelnen Kodes zu ersten Konzepten gebündelt werden, welche wiederum in Bezug auf ihre Eigenschaften sowie auf ihre Ausprägung weiterentwickelt wurden. Tabelle 5 und Abbildung 11 zeigen beispielhaft den Prozess des offenen Kodierens.

Tabelle 5: Offenes Kodieren (beispielhafte Sequenz aus Interview 15)

Einschätzung der Patientin (Befinden)	ich glaube, dass sie das auch aufgeregt hat, ob sie das jetzt wollte oder nicht
Alternative Handlungsmöglichkeiten (ausprobiert/ ausgeschlossen)	und selbst wenn wir er ihr noch so gut erklärt haben, das macht so eine gewisse Aufregung
Einschätzung der Patientin (Verhalten/Persönlichkeit)	und das war ja eine ältere Dame und ich glaube, dass das so zu ihrer Höflichkeit gehörte, man muss ja die anderen unterhalten
Idee zum Handeln/ für Maßnahme	und das war so der Moment wo ich gedacht habe, ich muss ihr jetzt was bieten,
Ziel der Maßnahme	was bieten, wo sie nichts tun muss, sondern wo sie, wo sie in Gedanken unterwegs ist
zusätzliche Begründung für die Maßnahme	und es gab ja auch Situationen, die waren ihr dabei einfach unangenehm
Ablenkung als Ziel der Maßnahme war bewusst	und ich wollte ein bisschen ablenken und das war tatsächlich ganz absichtlich gewählt, ja.

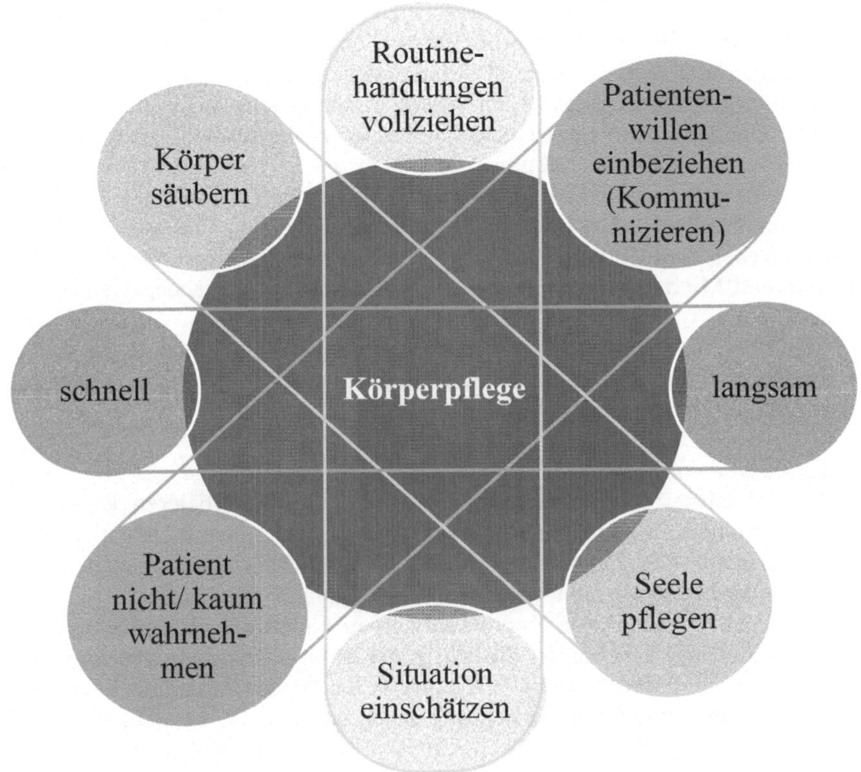

Abbildung 11: Dimensionalisierung (Beispiel: Körperpflege)

Axiales Kodieren

Ziel des axialen Kodierens ist eine weitere Abstraktion der entwickelten Konzepte. Sie werden mithilfe des Kodierparadigmas (nach Strübing 2008, berücksichtig wurden Erläuterungen von Böhm 2008) auf Zusammenhänge und Verbindungen untersucht.

Aus den Interviews wurde jeweils ein zentrales Phänomen identifiziert, das als die Antwort der Teilnehmerin auf die Forschungsfrage verstanden werden kann. Dieses Phänomen wurde dann, unter Verwendung des Kodierparadigmas, mit den anderen Konzepten des Interviews in Verbindung gesetzt. Auf die Darstellung eines Kodierparadigmas wird an dieser Stelle verzichtet. In der Ergebnisdarstellung wird jedoch ein im Kontext der Studie angepasstes Kodierparadigma der gesamten Ergebnisse dargestellt (Abbildung 11).

Zugleich fand ein ständiges Vergleichen der in den Interviews auftretenden Konzepte statt. Dieser Vergleich der entstandenen Kodierparadigmen mit ihren Bedingungen und Eigenschaften der Phänomene führte zu einer differenzierten, aber strukturiert-übersichtlichen Darstellung der einzelnen Theorieinhalte.

Der Übergang zum selektiven Kodieren ist an dieser Stelle fließend. Unter Verwendung des Kodierparadigmas konnte so die auf dem Stand der Theorieentwicklung identifizierte Kernkategorie mit allen anderen relevanten Konzepten verbunden werden. Dabei konnten diese weiterentwickelt und ausdifferenziert werden. Neben dem Kodierparadigma wurden in dieser Analysephase viele Diagramme und Mindmaps genutzt, die die Verbindungen der Kategorien bildlich darstellten.

Auch die teilnehmenden Beobachtungen wurden schließlich in ein Kodierparadigma überführt und konnten so mit den Ergebnissen der Interviews verglichen werden. Darauf wird im Abschnitt genauer eingegangen.

Selektives Kodieren

Der letzte Analyseschritt der Grounded Theory ist das Identifizieren der Kernkategorie und eine Verdichtung der Theorie. Das wird durch ein systematisches In-Beziehung-setzen der Kategorien erreicht. Dieser Schritt wurde sowohl für die Interviews, wie auch die teilnehmenden Beobachtungen durchgeführt.

Die zuvor entstandenen Kodierparadigmen bilden den Ausgangspunkt für die Integration der Ergebnisse, die als letzter Schritt des selektiven Kodierens genauer fokussiert werden muss. Sie erlaubt die Art der Zusammenhänge zwischen Handlung und Situationsdeutung nochmals neu zu betrachten und die Frage nach den pflegerischen Entscheidungssituationen bei Patienten mit schwerer Atemnot in den Mittelpunkt zu stellen. Im Laufe des Forschungsprozesses entstanden also immer differenziertere Konzepte, die jedoch nicht zu früh oder implizit kombiniert werden sollten. Um das zu verhindern, wurden ausführlich Memos genutzt und die Interviewschwerpunkte gut dokumentiert. Die Systematik des Kodierparadigmas und der dadurch mögliche Vergleich aller Daten diente hier ebenfalls dem reflektierten Herangehen an die Integration der verschiedenen Datenformen.

Schließlich zeigten die Kodierparadigmen immer wieder große Ähnlichkeit auf, unterschieden sich jedoch auch in einigen Aspekten. Zentral erschien, dass in der finalen Darstellung die Komplexität der Situation deutlich und durch die Mehrdimensionalität der Beschreibung eingefangen wird: Entscheidungen finden auf der Ebene der direkten Patient-Pflege-Interaktion statt. Sie sind jedoch nicht losgelöst von den Bedingungen, unter denen sie stattfinden. Das in den Ergebnissen dargestellte finale Kodierparadigma ist daher mehrdimensional angelegt und unterscheidet sich in seinem Aufbau von klassischen Kodierparadigmen.

Computergestützte Auswertung

Die Analyse erfolgte unter Verwendung der Software MAXQDA. Die Transkriptionen wurden direkt in dem Programm vorgenommen. Der erste Schritt der Kategorienentwicklung, d.h. das offene Kodieren der Interviews, wurde nicht mittels MAXQDA unternommen. Da das Programm vor allem die Arbeit mit bestehenden Kategoriensystemen erleichtert, wurde hier zunächst auf die Unterstützung verzichtet. Erst als sich durch einfache Sortierung und Zuordnung von (Papier-)Abschnitten Kodes und Kategorien ergaben, wurde das Programm genutzt.

Die Beobachtungsprotokolle konnten mit der Software erstellt, verwaltet und ausgewertet werden. Die einfache Sequenzierung war flexibel zu handhaben und daher gut zu managen. Alle weiteren Schritte wurden wiederum durch einfache Sortierung vorgenommen. Für den Fragenkatalog wurde ein Excel-Formular erstellt.

3.3.2.4 Gütekriterien

Die in Kapitel 2 beschriebenen Gütekriterien (vgl. Steinke 2008, Breuer 2010) wurden in der vorliegenden Studie in den Forschungsprozess integriert und sind in die Darstellung der Grundannahmen und Methodik eingeflossen.

Der interaktive Problemlösungsprozess und dessen transparente Darstellung wurden unter anderem im vorliegenden Kapitel umgesetzt. Eine Validitätsprüfung der Theorie im Sinne ihrer Passung, Relevanz und Funktionsfähigkeit konnte vor allem im selektiven Kodierschritt umgesetzt werden. Ein Nachvollziehen und Einsortieren der Theorie soll zudem durch die folgende Darstellung der Ergebnisse und im Rahmen der Diskussion möglich sein. Die Offenlegung eigener Vorannahmen, Erfahrungen und Gefühle vor und im Forschungsprozess wurde in der Dissertationsschrift, die sich differenzierter mit dem Verhältnis der Forscherin zum Untersuchungsgegenstand und der Studie beschäftigt, gesondert behandelt.

3.4 Ergebnisse

Die folgende Ergebnisdarstellung verbindet die grundlegenden Aspekte der Pflege bei Atemnot und die darin stattfindende Entscheidungsfindung mit ihren Organisationsprinzipien. Der Fokus wird dabei zunächst auf die Situation selbst gelenkt, bevor ihre Akteure näher betrachtet werden. Schließlich stehen die Einflussfaktoren auf die Entscheidungsfindung als wesentliches Element der Versorgungssituation im Mittelpunkt.

Teilnehmende Beobachtungen werden in der Zitation immer mit ihrer jeweiligen Nummer und dem Absatz des Ausschnittes bezeichnet (bspw. TB 1, 1), während den Teilnehmern fiktive Namen zugeordnet wurden. Bei Interviewzitaten wird zudem immer der Absatz aus der Transkription angegeben (Name, Absatz). Dieses Vorgehen soll verhindern, dass die Teilnehmer, beispielsweise über das Zuordnen zu einer Einrichtung, identifiziert werden können.

3.4.1 Pflege bei Atemnot

Atemnot wird von den Teilnehmern als häufig vorkommendes Symptom beschrieben (Alexander, 3; Jan, 11; Katharina, 17). Sehr häufig kommen Situationen vor, in denen Pateinten leichte Atemnot haben, die oftmals zufällig entdeckt oder bei anderen pflegerischen Maßnahmen bemerkt wird. Seltener beginnen Situationen damit, dass atemnötige Patienten schellen, d.h. die Pflegenden rufen, wenn sie Atemnot verspüren. Sehr selten sind Atemnot-Attacken, bei denen die Patienten massive Atemnot haben, aus der sie schwer herausfinden.

> *„Schwere Atemnot, nein nicht täglich, einmal die Woche so ungefähr bei 7-8 Patienten auf Station." (Regina, 13)*

Fast alle Pflegenden konnten in den Interviews jedoch entsprechende Situationen nennen. In den Beschreibungen zeigt sich zudem, dass Atemnot eine zeitliche Komponente zu haben scheint. Sowohl im Herbst und Winter sind zumindest auf den Stationen mit COPD-Patienten mehr Atemnotsituationen zu finden, als auch zu bestimmten Tageszeiten.

> *„Komischerweise! Diese heftigen Attacken passieren im Spätdienst oder nachts. Und wenn man viele Frühdienste hat, bekommt man das nicht ganz so oft mit. (...) Im Sommer eher weniger, im Winter eher mehr." (Paula, 7 und 11)*

In den Einrichtungen mit mehrheitlich onkologischen oder palliativen Patienten kommt es nicht zu so einer starken Verbindung von Atemnotsituationen und Jahreszeiten. Das vermehrte Auftreten von Atemnot abends und in der Nacht beschreiben aber die Pflegenden auch hier. Zwei Teilnehmerinnen vermuten, dass die Dunkelheit und Stille, die die Angst der Patienten begünstigen, als wichtige Faktoren zu sehen sind.

> *„Ich glaube, dass ich da ruhiger durchaus selber in die Zimmer hereingehe, was ich aber von Patientenseite dann glaube, dass es nachts dramatischer wahrgenommen wird, weil die gerade die Dunkelheit für viele Patienten ein zusätzlicher Angstfaktor ist" (Lena, 70)*

> *„Dann sagt er, ja, das Fenster war zu und es war so dunkel und er hat sich so eingeengt gefühlt und wahrscheinlich Angst bekommen" (Paula, 9)*

Pflegende unterscheiden somit die verschiedenen Atemnotsituationen voneinander. Allen beschriebenen Atemnotsituationen gemeinsam ist jedoch, dass sie mit Angst und einer großen Unsicherheit der Patienten verbunden sind, die sich für die Pflegenden zeigt und auf die sie reagieren.

> *„Das ist auch so, dass Patienten manchmal dann Angst haben nach Hause entlassen zu werden, aber die Angst haben dann halt nicht versorgt zu sein" (Robert, 65)*

> *„Dann habe ich mit ihm mitgeatmet, gesagt, ruhig nicht so hektisch, ja, ich sehe das, ich weiß das sie Angst haben, aber brauchen sie nicht zu haben, ich sage, wenn das noch schlimmer wird, hole ich sofort ein Medikament, was die Luftnot sofort vermindert" (Jan, 9)*

Dabei schließen sie teilweise mit ein, dass Atemnot als subjektives Gefühl objektiv nicht immer sofort einzuschätzen ist. Sie versuchen daher oftmals die Art und Stärke der Atemnot mittels Fremdeinschätzung, d.h. durch die Beobachtung von Verhaltensweisen und körperlichen Reaktionen, einzuschätzen (Lena, 25; Alexander, 5), wissen aber auch um die Grenzen dieses Vorgehens. In manchen Situationen führen sie die Äußerungen der Patienten, sie hätten Atemnot, darauf zurück, dass diese irgendwelche Bedürfnisse haben, die sie auf diese Art äußern.

> *„Sicherlich aus meiner Erfahrung heraus, kann ich manchmal auch, gibt es natürlich auch Patienten, die dann sagen, ich habe Luftnot (ändert die Stimmlage) irgendetwas! haben Sie, definitiv, da sollte man schon drauf eingehen und wenn es ein Aufmerksamkeitsdefizit ist, was sie im Moment haben. Oder sie haben Angst! oder sie fühlen sich alleine oder irgendwas! steckt dahinter, ansonsten würden sie es nicht sagen." (Paula, 15)*

Zudem werden Atemnotsituationen auch in ihrem jeweiligen Kontext betrachtet. Hier ist zunächst zu berücksichtigen, welche Grunderkrankung die Patienten haben. Atemnot bei nicht-lungenerkrankten Patienten (bspw. als Nebenwirkung diagnostischer Maßnahmen) wird anders eingeschätzt als solche, die bei chronisch lungenerkrankten Menschen auftritt. Nochmals anders wird Atemnot am Lebensende eingeschätzt, bei der scheinbar beispielsweise. die Todesangst als realer empfunden wird.

> *„Für mich macht es vom Symptom her erstmal keinen Unterschied und vom Umgang eigentlich auch nicht, außer in der Tatsache, die ich gerade schon genannt habe, dass das der gastroenterologische Patient, der vielleicht jung ist und oder keine Patientenverfügung hat, der jetzt der jetzt nicht unbedingt nicht(!) reanimiert werden möchte, dass ich dann natürlich meinen Fokus darauf lege schnellstmöglich Notfall-Interventionen einzuleiten, wobei ich beim Palliativ-Patienten weiß, dass er gehen möchte, aber natürlich verhindern möchte, dass der auf eine qualvolle Art und Weise geht." (Sarah, 13)*

Abbildung 12 fasst nochmals verschiedene Einschätzungen von Atemnot zusammen.

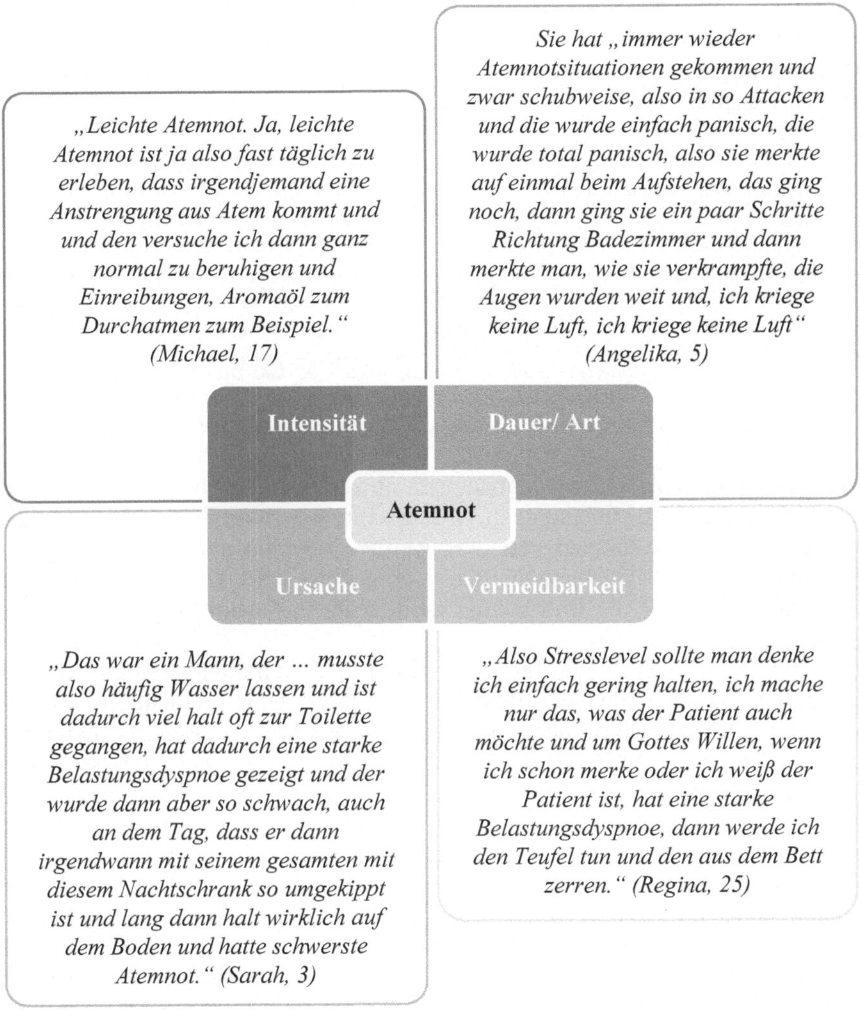

„Leichte Atemnot. Ja, leichte Atemnot ist ja also fast täglich zu erleben, dass irgendjemand eine Anstrengung aus Atem kommt und und den versuche ich dann ganz normal zu beruhigen und Einreibungen, Aromaöl zum Durchatmen zum Beispiel." (Michael, 17)

Sie hat „immer wieder Atemnotsituationen gekommen und zwar schubweise, also in so Attacken und die wurde einfach panisch, die wurde total panisch, also sie merkte auf einmal beim Aufstehen, das ging noch, dann ging sie ein paar Schritte Richtung Badezimmer und dann merkte man, wie sie verkrampfte, die Augen wurden weit und, ich kriege keine Luft, ich kriege keine Luft" (Angelika, 5)

Intensität

Dauer/ Art

Atemnot

Ursache

Vermeidbarkeit

„Das war ein Mann, der ... musste also häufig Wasser lassen und ist dadurch viel halt oft zur Toilette gegangen, hat dadurch eine starke Belastungsdyspnoe gezeigt und der wurde dann aber so schwach, auch an dem Tag, dass er dann irgendwann mit seinem gesamten mit diesem Nachtschrank so umgekippt ist und lang dann halt wirklich auf dem Boden und hatte schwerste Atemnot." (Sarah, 3)

„Also Stresslevel sollte man denke ich einfach gering halten, ich mache nur das, was der Patient auch möchte und um Gottes Willen, wenn ich schon merke oder ich weiß der Patient ist, hat eine starke Belastungsdyspnoe, dann werde ich den Teufel tun und den aus dem Bett zerren." (Regina, 25)

Abbildung 12: Atemnot aus Sicht der teilnehmenden Pflegenden

Die beobachteten und berichteten Maßnahmen, die Pflegende in den beschriebenen Atemnotsituationen ergreifen, sind je nach Situation verschieden. Pflegende scheinen jedoch ein gewisses Repertoire an Maßnahmen zu haben. Diese setzen sie intuitiv ein, wenn eine Atemnot auftritt und bezeichnen sie selbst als *„Klassi-*

ker" (Lena, 88), *„Konzept"* (Robert, 108) oder *„Schema"* (Michael, 15). Grundsätzlich erscheint dabei die Trennung zwischen medizinischen und pflegerischen Maßnahmen nicht so stringent, wie es der rechtlich festgelegte Verantwortungsbereich vorgibt.

> *„Ja, ich hab jetzt den großen Vorteil, dass unser Oberarzt ein Teamplayer ist. Du kennst ihn ja. Es ist also, er gibt uns unheimlich viel Spielraum. Dadurch, wie solche Sachen, dass wir schon von uns aus die BGAs machen, Sauerstoff anhängen und normalerweise darfst das ja alles nur mit ärztlicher Genehmigung. Oder dass wir das auch besprechen mit Mo-Perfusoren, bei unseren sterbenden Patienten. Das wird vorab abgeklärt, werden uns auch schriftlich gegeben, wir dürfen da selbst mit dran und koordinieren." (Anna, 163)*

> *„Und also ich mache das auch manchmal sogar so, dass die Patienten erst von mir dann ein Medikament kriegen und ich dann dem Arzt sage, hör mal ich muss jetzt mal notfallmäßig ein bisschen schneller an, ich habe das und das gemacht" (Alexander, 5)*

Gleichzeitig zu pflegerischen Maßnahmen nutzen fast alle Pflegenden selbstverständlich Sauerstoff, Inhalationen, Bedarfssprays und andere Medikamente. Insbesondere bei palliativen Patienten werden Morphin und Tavor eingesetzt, während bei COPD-Patienten eher Cortison genutzt wird. Cortison sorgt in diesem Fall dafür, dass die Entzündung zurückgeht und damit auch die Atemnot weniger wird (Robert, 17).

Pflegende sehen ihre Aufgabe vor allem in der unmittelbaren Patientenbeobachtung und einer schnellen Reaktion bei beobachteten problematischen Veränderungen. Dazu gehört auch die entsprechende Gabe von Bedarfsmedikation. Diese ist entsprechend in der Patientendokumentation hinterlegt, d.h. schriftlich angeordnet. Fehlen diese Anordnungen, werden sie mündlich-telefonisch oder im Nachhinein eingeholt. Begründungen für dieses Vorgehen sind, dass die Pflegenden erstens vor Ort und zweitens erfahren sind, sich somit also diese Einschätzung zutrauen. Zudem handelt es sich drittens immer um Ausnahmesituationen, in denen die Ärzte beispielsweise nicht zu erreichen sind.

In den Hospizen, die auch ohne ärztliche Anwesenheit arbeiten, sind entsprechende Bedarfsmedikationen regelhaft und umfassend vorbesprochen. Die Pflegenden können somit relativ frei über eine große Bandbreite an Medikamenten verfügen, die sie dann auch bedarfsgerecht verabreichen (Katharina, 27 und 111).

In den Beobachtungen zeigt sich, dass Pflegende vor allem folgende Maßnahmen einsetzen:

- da sein
- Ruhe vermitteln
- gemeinsames Atmen

- tuhiges Sprechen
- Lagerung
- Ventilator
- Imagination
- Einreibungen
- Sauerstoffgabe
- Einsatz von Hilfsmitteln

Diese Maßnahmen erscheinen jedoch abhängig von mehreren Faktoren. Dazu gehört die Art der Atemnot, die die Pflegenden, meist intuitiv, durch ihr „Bauchgefühl" differenzieren (Angelika, 21). Regina beschreibt, dass sie oft Erfahrungswissen nutzt, *„weil das entspricht manchmal nicht irgendwelchen Schulmedizin oder irgendwelchen oder Gegebenheiten, weil man es so macht, sondern man macht es weil weil es auch vom Bauch heraus kommt, vom Bauch, vom Herzen, einfach das handelt man so, ja und darauf bin ich stolz, ja, weil das toll ist." (Regina, 43)*

Zudem beschreiben sie weitere Maßnahmen und erläutern, warum sie diese wann einsetzen. Beispielhaft für viele Gesprächssequenzen sind zwei Erzählungen angeführt:

> *„Ich habe ihn aufgerichtet, habe ihm Sauerstoff gereicht, habe auch gesehen, dass er halt, also er war noch ansprechbar, das war für mich wichtig, er war halt auch erschrocken, dadurch das er da umgefallen ist und habe ihm Sauerstoff gereicht, habe ihn gebettet, habe das Kopfteil hoch gemacht und habe einen Sättigungsmesser geholt und habe dann die Sättigung im Blut gemessen, die war auch schon abgefallen und wurde dann unter der Sauerstoffgabe besser, habe seine Wunden versorgt, habe auch gemerkt, dass er sich unter der Sauerstoffgabe gebessert hat und merkte auch dass ich beruhigend auf ihn eingewirkt habe, also er fühlte sich bei mir sicher, das ist für mich immer wichtig in dem Moment, Sicherheit ausstrahlen, dass der Patient einem vertraut und dann merkt man auch, dass der Patient ruhiger wird." (Sarah, 3)*

> *„Die fallen mir also ein, erstmal so ganz banale, wie Fenster öffnen, ruhige Ansprache, unter Umständen Sauerstoff anbieten, Lagerungsmöglichkeiten ausschöpfen, das kann sein, bei einem mobilen Patienten, an die Bettkante setzen, das kann bei einem bettlägerigen Patienten sein eine A-Lagerung, unterstützen, das können sein, gemeinsames Atmen, das geht ja auch, dass ich versuche mit jemandem zusammen zu atmen und die Atmung damit beeinflusse, grundsätzlich Ablenkung, eine Gesprächssituation, dem einen oder anderen Patienten tut vielleicht auch Körperkontakt gut, also wenn ich dann beruhigend massiere, Hautkontakt suche, ja ganz zu Schluss natürlich das medikamentöse, die Option gibt es immer und dann entweder ein Medikament, was die Atmung deutlich wieder erleichtert, manchmal auch gepaart mit einem Medikament zur Beruhigung, das kann auch sein, also ich glaube*

mir sind jetzt einfach die Dinge eingefallen, die, mit denen ich auch tatsächlich arbeite" (Lena, 88)

Insgesamt ergeben sich aus den teilnehmenden Beobachtungen und den Interviews vielfältige Reaktionen, die in sieben Kategorien gliedert werden können und in Atemnotsituationen je nach Eskalation eingesetzt werden:

1. Beratung und Information
2. Präventive Maßnahmen
3. Belastung und Anstrengung vermeiden, ggf. Tätigkeiten abbrechen oder übernehmen
4. (non-verbale) Kommunikation
5. Ablenkung
6. Pflegerische Maßnahmen gegen Atemnot ergreifen
7. Sicherheit geben und Umgebung sichern, Dasein, Beruhigung

Die ersten sechs dieser Reaktionsweisen beschreiben zielgerichtete Maßnahmen, die je nach Art der Atemnot und Eskalation der Situation eingesetzt werden, während die siebte eher die Art und Weise beschreibt, wie gehandelt wird und kontinuierlich besteht (Abbildung 13).

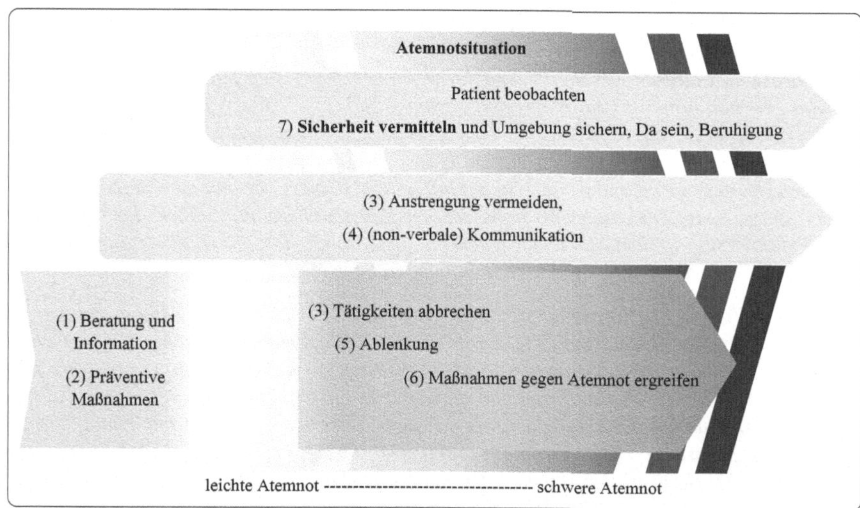

Abbildung 13: Pflegerische Maßnahmen bei Atemnot

Allen Pflegenden gemeinsam ist, dass sie wissen, wie wichtig das Vermitteln von Ruhe sowie Kommunikation sind, sie versuchen Sicherheit zu geben und beobachten die Patienten kontinuierlich. Fast alle versuchen, möglichst bei den Patienten zu bleiben, d.h. sie nicht alleine zu lassen.

3.4.2 Patientin-Pflege-Interaktion in Atemnotsituationen

Die dargestellten Atemnotsituationen und die jeweiligen Maßnahmen der Pflegenden sind eingebettet in die Interaktion mit den betroffenen Patienten. Auch andere Anwesende, beispielsweise Kollegen, Mitpatienten oder Angehörige können eine Rolle spielen. Grundsätzlich verlaufen diese Interaktionen prozesshaft, wie bereits in Abbildung 7 zu erkennen ist.

Die Verläufe zeigen einheitlich, dass die Pflegenden die Patienten kontinuierlich beobachten und ihre Einschätzung nutzen, um adäquat zu reagieren. Zudem zeigt sich, dass sie mehrere Dinge gleichzeitig tun. Neben den Beobachtungen des Patientenzustandes und der Umgebung, sprechen sie mit den Patienten, beruhigen sie und wenden Maßnahmen an.

Die Patienten sind je nach Situation mehr oder weniger aktiv in die Situation eingebunden. Einige sind als Betroffene Teil der Interaktion, können jedoch, aufgrund der schweren Atemnot oder ihres Allgemeinzustandes, nur nonverbal oder gar nicht kommunizieren. In solchen Situationen, so stellen die Pflegenden heraus, ist es wichtig, die Patienten zu kennen, um sie einschätzen zu können.

> *„Angst kann Atemnot verstärken und wenn ich die Patienten, ja, davon wegführe, sage ich jetzt mal, dann kann die vielleicht so auch die Atemnot lindern, ja, das man kann das ein bisschen steuern, aber dazu gehört natürlich auch, dass man die Patienten so ein bisschen kennt, ne?" (Robert, 25)*

> *„Also wenn ich jetzt Bereichspflege habe, kenne ich den Patienten, ich weiß genau, warum der jetzt Luftnot hat oder ich kann es mir denke, warum der Luftnot hat" (Laura, 53)*

Um die Interaktion und mögliche Beziehungsgestaltung näher zu beschreiben, sollen zunächst die darin involvierten Akteure charakterisiert werden.

3.4.2.1 Patienten als Akteure

Patienten mit Atemnot haben Angst, Panik, teilweise *„Todesangst“* (Paula, 13; Jan, 11; Katharina, 11) und bekommen nicht ausreichend Luft. Zudem befinden sie sich in einer eher fremden Umgebung und sind in einer verletzlichen Lebenssituation. Patienten mit Atemnot sind also als vulnerable Personen einzuschätzen. Sie sind aber auch, selbst als Patienten, in einen sozialen Kontext eingebunden (Familie, Beruf usw.) und haben eine eigene Persönlichkeit und Geschichte. Die Pflegenden wissen darum und versuchen das in ihre Beziehung einzubinden, wenngleich das innerhalb der Institution nicht so einfach erscheint.

> *„Das steht bei den ganzen Formularen nicht (!) drin, das ist individuelle Betreuung und Situation gerecht und menschengerecht, autonom behandeln, so wie sie sind, mit ihren Schrullen, mit allem was sie haben“ (Regina, 129)*

> *„Ich habe das geliebt mich auch bei den Patienten mal auf das Bett zu setzen und zu sagen, was ist denn los, warum sind sie so traurig und so, ich kriege das mittlerweile nicht mehr mit“ (Laura, 19)*

Patienten haben zudem Ansprüche und Bedürfnisse, auf die die Pflegenden eingehen, wenn das möglich ist. Oftmals kommen sie jedoch auch an ihre Grenzen. Laura fügt im Anschluss an das letzte Zitat an:

> *„Wenn ich es mitkriege, dann stört es mich eher, wenn die Patienten halt so depressiv verstimmt sind, wenn die eigentlich zu lange brauchen und diese Zuwendung einfordern und ich kann sie ihnen einfach nicht geben und das stört mich und dadurch werde ich gereizt gegenüber dem Patienten, also klar, nicht offen, so das ich denen das sage“ (Laura, 19)*

In einer Beobachtung auf dieser Station kam es zu einer Situation, in der eine psychisch instabile Patientin den gesamten Stationsablauf durcheinander brachte. Das gelang ihr allein damit, immer wieder nach einer Untersuchung zu fragen und sich schließlich die gewünschte Aufmerksamkeit über einen Sturz zu verschaffen.

> *Die Dame mit der psychischen Erkrankung steht bereits seit 6:30 Uhr immer wieder auf dem Flur oder in ihrer Zimmertür. Sie ist der festen Überzeugung, dass sie “durch andauernde Durchfälle und ständiges Wasserlassen von grünem Urin“ völlig ausgetrocknet ist. Sie fühlt sich schwach und sieht schon ein weißes Dreieck um ihren Mund und eine Falte auf der Stirn. Beides hält sie für alarmierende Zeichen und möchte sofort einen Arzt sprechen. Um auf sie einzugehen, versuchen ihr die Pflegenden mittels wiegen auf der Stationswaage klarzumachen, dass sie nicht ab-*

genommen hat in den letzten Tagen und entsprechend auch keine Austrocknung vorliegen kann. Für diese Argumentation ist die Dame nicht zugänglich. Die spricht immer wieder jemanden anderes von der Pflege an, bekommt aber keinen Arzt zu sehen und fühlt sich nicht ausreichend wahrgenommen. Gegen 7:20 Uhr eskaliert die Situation, als plötzlich die Zimmernachbarin um Hilfe ruft, die Patientin sei gefallen. Die Dame liegt mit geschlossenen Augen, den Kopf seitlich auf ihren rechten Arm gelegt, den linken Arm von sich gestreckt, auf dem Bauch. Als sie geschüttelt wird, reagiert sie zunächst nicht. Als Pflegerin 1 sie fester schüttelt und sie leicht auf die Wange schlägt, um sie wach zu machen, macht sie sofort die Augen auf. Sie ist erschrocken, lässt sich aber nur schwer aufrichten und ins Bett tragen. Das Bett wird sofort entsprechend für eine Schocklagerung eingestellt (Kopfteil runter, Beinbereich hoch), die Schülerin misst Blutdruck und Puls und Pflegerin 1 fordert die Dame auf, im Bett liegen zu bleiben. Während die Schülerinnen die Vitalzeichen misst und im Zimmer bleibt, füllt Pflegerin 1 das Sturzprotokoll weitestgehend aus. 10-15 Minuten später sehe ich die Dame, deren Vitalzeichen o.k. waren, wieder auf dem Flur herumlaufen. Bis zur Ankunft des behandelnden Arztes eineinhalb Stunden später, kommt es zu zwei weiteren Situationen dieser Art (TB13, 11)

Insgesamt scheint es so, dass auf den Normalstationen wenig bis keine Zeit dafür bleibt, um auf individuelle Wünsche und Bedürfnisse der Patienten einzugehen.

„Du kriegst ja eine unglaubliche Zeitvorgabe von außen, das ist ja Wahnsinn, das muss gemacht werden, das muss, das muss, das muss, ja und wenn du dann die ganzen Aufgaben so vor dem Blickfeld hast, da kannst du, da würde ich auch sagen, ey muss jetzt ganz schön zügig gearbeitet werden" (Alexander, 65)

Trotzdem beschreiben die Pflegenden, dass die Patienten eher genügsam sind und, obwohl sie teilweise unzufrieden sind, mit Verständnis darauf reagieren, dass die Pflegenden keine Zeit haben. Sie honorieren eher übermäßig kleinere Zuneigungen und den Versuch der Pflegenden, möglichst das Beste zu geben.

„Die Patienten sind unzufrieden einerseits weil wir uns nicht kümmern, andererseits kommen ganz viele Rückmeldungen, ach Schwester ich weiß ja sie haben ganz viel zu tun und ich weiß ja, sie machen und tun ja und sind den ganzen Tag am Laufen, also ihren Job könnte ich ja nicht machen; und sind trotzdem noch dankbar für die mini Aufwendungen, die wir doch dann irgendwann mit einbinden, ich weiß nicht; ein Bett beziehen; ist mir gestern ein Patient: Danke Schwester, danke. Ja, aber das war dreckig. Ja, aber ich weiß, sie haben so viel zu tun, danke schön, ich wollte das gar nicht dreckig machen und das tut mir so leid" (Laura, 23)

„In der Ausbildung geht man hier noch mit einem guten Gefühl nach Hause, jetzt ist so, ok, Patienten sind am Leben und sind satt und trotzdem kriegen wir ja total viel Lob, ne?, die sind ja auch immer noch super zufrieden mit uns, aber wenn die wüssten, was wir eigentlich noch mal mehr machen könnten" (Jan, 41)

In den Hospizen und auf der einen Palliativstation zeigt sich ein anderes Bild. Selten kommt es dazu, dass die Pflegenden keine Zeit haben, um auf Patientenwünsche oder -bedürfnisse einzugehen.

Patienten mit Atemnot sind einerseits normale Patienten in den jeweiligen Einrichtungen und leiden andererseits unter einem bedrohlichen und massiv einschränkenden Symptom. Dieses wiederum hat physische und psychische Auslöser. Die Pflegenden wissen das und versuchen daher möglichst auch eine psychische Belastung zu vermeiden. In konkreten Atemnotsituationen orientieren sie sich daher scheinbar alle am Patientenwillen. Das liegt auch daran, dass sie wissen, dass Zwang und der damit verbundene Stress die Atemnot nur verschlimmert (Michael, 121).

Die Patienten haben jedoch durchaus auch unterschiedliche Vorstellungen von Maßnahmen und ihnen stehen auch nicht dasselbe Wissen sowie identische Fähigkeiten zur Verfügung. Während COPD-Patienten oftmals erfahren sind und eigene Techniken haben, um mit ihrer Atemnot umzugehen (Box 8), ist Atemnot für Patienten mit einem Lungenkarzinom (Box 9) vor allem lebensbedrohlich und oftmals ein schlechtes, beängstigendes Zeichen.

Herr Lohmann ist aufgrund einer Exazerbation Patient auf einer Pneumologie, aber mittlerweile im Rahmen seines Krankheitsstadiums symptomfrei. Er hat eine COPD im Stadium IV, nutzt kontinuierlich Sauerstoff und ein BiPAP-Gerät. Von den Pflegenden habe ich erfahren, dass Herr Lohmann früher beatmet war, aber entwöhnt werden konnte. Jetzt braucht er zwar noch kontinuierlich Sauerstoff, ist aber nur nachts beatmet. Die Beatmung selbst ist keine vollständige Beatmung, sondern eine Atemunterstützung. Er hat die COPD seit gut 15 Jahren und ist bereits seit längerer Zeit immer wieder auf der Station. Zudem hat er Osteoporose und bekommt Insulin für seinen Diabetes mellitus. Er hatte auch schon einen Tinnitus und ist somit insgesamt sehr erfahren im Aufenthalt in Einrichtungen des Gesundheitswesens, wie er selbst sagt.
Ich sehe ihn schon bevor wir miteinander sprechen mit seinem Rollator über die Station laufen. Er hat seinen Sauerstoff-Kanister auf dem Rollator vor sich und lässt ihn kontinuierlich laufen. Trotzdem hat er eine leicht bläuliche Hautfarbe im Gesicht, atmet durch die Lippenbremse und zieht die Schultern leicht hoch, um die Atemhilfsmuskulatur zu nutzen.
Er hat viel Erfahrung im Umgang mit seinen Erkrankungen und prüft offenbar gerne, ob andere (professionell Helfende bspw.) ebenso viel davon verstehen. Als ich mich vorstelle hört er kurz zu, nimmt dann seinen Sauerstoff an der Wand und stellt es kurz an. Er beginnt mit einem kleinen Test um festzustellen, wie viel Ahnung ich habe. Als meine Antworten zufriedenstellend sind, beginnt er mir seine Krankengeschichte von der Diagnose über die Beatmung, die Rehabilitation bis heute zu erzählen. Dabei sagt er auch, dass er lieber alles immer selbst bedient, da er in der Rehabilitation und auf der Intensivstation schon erlebt hat, dass das Beatmungsgerät nicht korrekt bedient

(Fortsetzung)

wurde. Er erzählt auch, dass er auf dem Bau gearbeitet hat und dann Architekt wurde. Vermutlich waren der Baustaub und sein Rauchen daran schuld, dass er die COPD bekam. Er ist nun schon länger Rentner, versucht aber, mit der Krankheit zu leben. Er gibt nicht auf und meint „*Ich kann nicht ertragen, wenn andere so rumliegen*".
Ein Pfleger kommt ins Zimmer und gibt ihm eine Medikamentenschachtel. Herr Lohmann fragt: „*Was ist das*?" „*Das weiß ich nicht*", sagt der Pfleger, woraufhin Herr Lohmann erwidert, er könne doch nichts benutzen, wovon er nicht wisse, wie es funktioniert und was es ist. Wir nehmen den Beipackzettel und schauen nach. Es handelt sich um eine Inhalation, die eigentlich bekannt ist, aber ein neues Design hat. Als er weiß, was er da genau benutzen soll und wie, sagt Herr Lohmann: „*O.k. Dann ist gut*" und probiert es aus. Ich werde den Eindruck nicht los, dass er das eigentlich ohnehin wusste.

Box 8: Patientenbeschreibung 1 (Herr Lohmann)

Frau Bach, eine Dame, mit der ich nach der letzten Beobachtung gesprochen hatte, ist mit meiner Anwesenheit und der Nutzung der Beobachtungen einverstanden. Sie bekommt in den vergangenen Tagen zunehmend Atemnot. Vor allem bei der Mobilisierung und Grundpflege in den letzten Tagen hatte sie schwere Atemnot und auch Angst. Zudem kämpft Frau Bach mit massiver Übelkeit. Dagegen bekommt sie Tavor. Frau Bach ist noch nicht lange berentet. Sie hat in einem großen Unternehmen in der Buchhaltung gearbeitet und ist eine sehr ordentliche, selbstständige und feine Frau. Sie interessiert sich für Kunst, malt selbst sehr schöne Bilder, von denen sie einige auch mit ins Hospiz genommen hat. Sie liebt das Meer. In einem Gespräch erzählt sie, dass sie sich ihre Rente anders vorgestellt hat, jetzt aber nichts mehr zu ändern sei. Frau Bach bemüht sich, trotz ihrer Trauer und Traurigkeit, sich möglichst nichts anmerken zu lassen und stark zu sein. Sie möchte so lange es geht so viel wie möglich sie selbst sein und auch selbstbestimmt bleiben. Man merkt ihr an, dass das Kraft kostet. In einer Beobachtung gehe ich zu ihr und sie liegt mit ein paar Büchern im Schoß im Bett. Sie meint, sie schaffe es nicht die Seiten umzublättern. Ich helfe ihr dabei und wir schauen uns die Bücher an, wobei sie schnell so erschöpft ist, dass sie fast einschläft. Ich sage ihr, dass wir auch später weitermachen können und lasse sie schlafen.
Frau Bach hat massive Atemnot und versucht dennoch, immer weiter zu machen: Sie möchte versorgt werden, nimmt nur zögerlich neue Hilfsmaßnahmen an und versucht immer wieder bis zur Erschöpfung sich selbst einzubringen. Das verstärkt die Atemnot natürlich. Die Symptomlast kann jedoch mit den entsprechenden Medikamenten gering gehalten werden.

(Fortsetzung)

Hinzu kommt dann starke Übelkeit als weiteres Symptom, das zunehmend in den Vordergrund rückt. Frau Bach muss immer häufiger erbrechen und als sie auch hier entsprechende Medikamente erhält, d.h. Tavor, bewegt sie sich kaum noch aus dem Bett, sondern schläft viel. Auch die Atemnot geht daraufhin zurück und stellt kein Problem mehr dar.

Box 9: Patientenbeschreibung 2 (Frau Bach)

Patienten, die Atemnot als Nebenwirkung erfahren, unterscheiden sich nochmals. Eine Pflegende berichtet:

> *„Auf der Gastro hast du ja häufig auch Patienten, die sind selbstständig, fit, mobil und die kommen vielleicht von einer Untersuchung wieder und sagen dann, och Mensch ich habe noch so ein Kratzen im Hals und habe so das Gefühl, ich kriege ein bisschen schlechter Luft als vorher*". (Marie, 15)

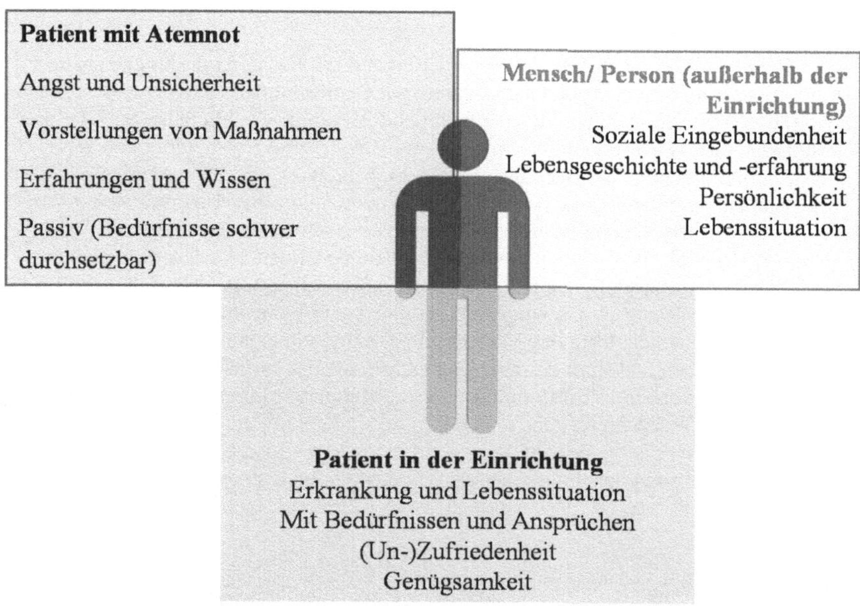

Abbildung 14: Patient mit Atemnot als Akteur

Atemnötige Patienten sind somit nicht nur innerhalb dieser Situation zu sehen und können dementsprechend nicht darauf reduziert werden (Abbildung 14). Dennoch zeigen sie bestimmte Verhaltensweisen, die im Versorgungskontext zu betrachten sind. Hier scheint es, obgleich die Pflegenden das bewusst ansprechen, auch zu erlernten Anpassungen in den Ansprüchen und Reaktionen zu kommen. In den meisten Situationen sind atemnötige Patienten passiv, melden sich nicht, um Hilfe zu rufen und scheinen in allen Atemnotsituationen zu sehr mit sich selbst beschäftigt, als dass sie aktiv auf die Pflegenden und deren Anregungen eingehen.

3.4.2.2 Pflegende als Akteure

Die Pflegenden treten in die Atemnotsituationen ebenfalls nicht als unbeeinflusste, rein professionell Pflegende, die immer gleich und stets reflektiert interagieren. Auch wenn einige Pflegende das als erstrebenswert sehen (Robert, 19, 21), sehen doch die meisten, dass auch die Pflegenden „*nur Menschen*“ (Paula, 45) sind, die von ihrer Motivation oder Tagesform, Sympathie, ihren Fähigkeiten und ihrem Wissen abhängig sind.

Teilweise haben sie selbst auch Erkrankungen, die mit Atemnot einhergehen oder irgendwann Atemnot erlebt. Alle empfinden Atemnot als massiv beängstigendes und schlimmes Symptom, dem sie aufgrund der hohen Symptomlast auch mehr Bedeutung als anderen Geschehnissen und Symptomen einräumen. Das hat einen Einfluss darauf, wie sie Atemnot wahrnehmen.

> *„Atemnot ist, glaube ich oder nein ich bin mir ganz sicher, für mich das schwerwiegendste Symptom, was es geben kann, Schmerzen sind auch ganz schrecklich, aber Atemnot hat was von dem von Todesgefühl und das ist, wenn ich jetzt Prioritäten setzen müsste, es klingelt gleichzeitig, ich gucke in beide Zimmer gleichzeitig und verschaffe mir einen Überblick und in dem einem Zimmer liegt der Patient mit der Atemnot und in dem anderen Zimmer liegt der Patient mit den Schmerzen, dann würde ich den Patienten mit der Atemnot als erstes zuwenden, dem anderen sagen, ich sage dem Kollegen Bescheid, der kümmert sich gleich und ich würde zu dem mit der Atemnot gehen“ (Lena, 74)*

Die Teilnehmer beschreiben zudem verschiedene Faktoren, die sie in der Interaktion und letztendlich in ihren Entscheidungen beeinflussen.

> *„P: Mit an erster Stelle Erfahrung, Empathie (00:04), Kontakt zwischen Patienten und dem Pflegepersonal (00:05), Anamnese quasi, also, inwiefern weiß ich etwas über dem Patienten, inwieweit kenne ich den Patienten und inwieweit kann ich den*

einschätzen. Des Weiteren natürlich die Kompetenz desjenigen, die Fachkompetenz, (...) die ganze Situation ist natürlich auch dann mit entscheidend, wann, wie, wo, zu welchem Zeitpunkt, wie ist das Umfeld, was ist das gerade für eine Situation, das kommt ja auch hinzu, Umgebungsfaktoren (00:06) Ne?
I: was meinst du mit Umgebungsfaktoren genau?
P: Sitz der Patient auf dem Klo? Sitzt der im Zimmer? Sitzt er auf dem Bett? Sind zehn Leute Drumherum? Klingelt die Klingel, das Telefon, der Fernseher ist an, Musik ist an und es flimmert das Licht im Raum? Ne? Oder hat der Patient gerade zehn Angehörige und Kindergeschrei, (...) der Objektive Zustand des Patienten, ganz klar. Sitzt er oder liegt er, wie atmet er, Zwerchfellatmung, Brustatmung, normaler Atmung, wie guckt er, kaltschweißig, nicht kaltschweißig, Zyanose, Blässe, ist er verwirrt, ausgetrocknet, wie auch immer? Sauerstoff ja nein? (00:02) welche Grunderkrankung liegt vor? (...) wie überhaupt, wie ich den Patienten einschätzen würde? Ja, was habe ich für vor Erfahrungen auch mit diesem Patienten oder mit ähnlichen Situationen, würde auch mit reinfallen. (00:03)" (Paula, 47-49)

Umfängliches Wissen und Erfahrungen mit Atemnotsituationen generell, aber auch mit den jeweiligen atemnötigen Patienten, ermöglichen eine bessere Einschätzung der Situation und geben den Pflegenden Sicherheit. Sie sind als direkt erkennbare Einflüsse auf die Interaktion zu identifizieren und werden von den Pflegenden beschrieben. Wichtig erscheinen jedoch auch Faktoren, die nicht unmittelbar ersichtlich und bewusst sind. So haben die Pflegenden ein Selbstbild, das mit einem gewissen eigenen Anspruch verbunden ist, wie gute Pflege aussehen sollte und wie sie sich selbst verhalten sollten.

„Da bemühen bemüht man sicher schon und ich meine, dass alle die wir diesen Job hier machen, ich denke, wir lieben ja auch irgendwo unseren Job. Oder sollte so sein, sonst könnte ich das auch nicht auf Dauer. Und ich gehe auch mit einem guten Gefühl dann nachhause, wenn ich weiß, meine Patienten sind rundum versorgt, ne?" (Jan, 31)

Die Ziele und das Berufsbild der Pflegenden scheinen überall identisch. Sie möchten alle gut, d.h. patientenzentriert und individuell pflegen. Oftmals kommt es jedoch dazu, dass sie in Situationen, in denen das möglich wäre, genau das nicht tun.

„(0.05) Ich habe das ja für mich definiert und nicht für andere, ich kann den Patienten nur während sie hier sind, die Tage pflegerisch so angenehm, nicht so schön, (...) aber doch schon so ein bisschen menschlich und angenehm zu machen, das versuche ich und wenn ich die Reaktion der Patienten, kriege ich das glaube ich schon irgendwie hin, sogar fast am besten. (...) Wobei ich es dann auch nicht so leicht habe, weil ich mir die Zeit dann häufig auch nehme und frage mal, wie das bei den an-

deren ankommt, da bin ich dann manchmal ganz außen vor, aber da habe ich schon ein dickes Fell gekriegt im Laufe der Jahre" (Alexander, 61-63)

Zudem sind die Wege, die sie beschreiten, um an ihr Ziel zu kommen, sehr unterschiedlich (Michael, 61). Sie haben offenbar auch etwas mit der Rolle zu tun, die sie in der Organisation innehaben. Dabei geht es nicht um vorgefertigte Ansprüche, sondern eher um ihr Verhalten, d.h. ihre spezifische Funktion in einzelnen Situationen. Mit anderen Worten geht es darum, wie sie selbst Situationsrahmungen gestalten. Dabei spielt der pflegerische Aufgabenbereich, beispielsweise als Pflegeprozess verstanden oder ein entsprechendes Pflegemodell, das oftmals vor allem für das Qualitätsmanagement hinterlegt ist, eine Rolle. Tatsächlich kann in vielen Fällen ein durch eine sich entwickelnde Binnenmoral geprägtes Bild von pflegerischen Aufgaben und pflegerischem Handeln beobachtet werden.

„Wir arbeiten ja unsere neuen Mitarbeiter hier ein und das ist mit ausschlaggebend ganz am von Anfang an bei der Einarbeitung: Prioritäten zu setzen. Das das sag ich den neuen Mitarbeitern, wir sagen das den neuen Mitarbeitern und wir helfen ihnen, diese Prioritäten kennen zu lernen und durchzusetzen. Weil sonst (Sprachrhythmus verändert sich) würde so eine große Station mit so einem großen Arbeitsaufwand, eine internistische multidimensionale multimorbide Station (lacht etwas) von palliativ über Onkologie über chronisch Kranke, das würde nach hinten losgehen." (Paula, 35)

Der eigene Anspruch ist somit durch individuelle Vorstellungen, aber auch durch das Team geprägt. Insgesamt ergeben sich innerhalb der ähnlichen Formulierungen des Ziels auch verschiedene Verständnisse davon, was tatsächlich gemeint ist. Die starke Prioritätensetzung und angemessenes Verhalten haben etwas mit der Übernahme von Verantwortung und einem bestimmten Rollenbild zu tun, während die individuelle Pflege, noch stärker als das Achten der Patientenwünsche, den Fokus auf die Patienten legt. Daraus leitet sich auch eine Arbeitsweise ab, die mehr oder weniger stark auf angelerntes Wissen und Fähigkeiten zurückgreift oder individuelle Strategien nutzt.

Die Teilnehmer treten in die Interaktionen zudem als beruflich Pflegende mit gewissen Pflichten und Aufgaben ein. Diese sind teilweise verbunden mit den Ansprüchen anderer, d.h. mit denen der Kollegen, Patienten, Einrichtung usw. Pflegende sind aber auch Menschen, die eigene Erfahrungen haben und ein Leben außerhalb der Arbeit besitzen (s.o.). All diesen Aspekten können Ansprüche, aber auch Eigenschaften und Fähigkeiten zugesprochen werden, die sich nicht immer ergänzen, sondern häufig konflikthaft sind.

Eng verbunden mit der eigenen Rolle innerhalb der Pflege allgemein und in Atemnotsituationen speziell, ist die Sicherheit, die Pflegende im Rahmen ihres professionellen Handelns haben. Größere Konflikte scheinen zu weniger Sicherheit zu führen, d.h. die Sicherheit der Pflegenden weniger zu fördern. Das erscheint angesichts des Ziels, den Patienten Sicherheit zu vermitteln, besonders relevant.

> *„Man ist sicherer in seinem Auftreten, in seinen Möglichkeiten, man weiß, man hat diese Möglichkeiten und geht auch dadurch anders auf einen Patienten zu. Und die Patienten haben viel mehr Vertrauen in uns. Weil die haben das Gefühl, wir sind kompetenter:" (Anna, 167)*

In der Regel sind die Pflegenden der aktiv gestaltende Akteur, d.h. sie bestimmen als professionell Pflegende, unter Berücksichtigung des Patientenwillens, wie die Situation verläuft. Sich selbst zu kontrollieren und nicht in Panik zu verfallen, obwohl die Situation ausweglos erscheint, ist dabei eine wichtige Handlungsmöglichkeit, den Patienten Sicherheit vorzutäuschen. Pflegende nutzen diese bewusste Abänderung oder Beeinflussung der Situation, um beispielsweise von einer beginnenden Atemnot abzulenken.

> *„Eigentlich bin ich diejenige, die es immer versucht, vor dem Patienten zu verharmlosen, um ihm keine Angst zu machen. Weil ich bin eigentlich eher auch ein ruhiger Typ, der beruhigend auf die Patienten eingeht. Ich habe auch das Gefühl!, (verändert Stimmlage, wird ruhiger) wenn ich panisch werde, dann eskaliert die Situation. Auch wenn mein Herz anfängt zu rasen und ich selber leicht schweißig werde und mein meine Knie gerade weich werden (lacht kurz, spricht ruhig weiter), versuche ich das vor den Patienten runter zu spielen." (Paula, 17)*

Durch diese aktive und machtvolle Rolle innerhalb der Interaktion ist zu berücksichtigen, wie weit die Pflegenden es schaffen, von eigenen Vorstellungen abzusehen. Den Teilnehmern scheint das bewusst zu sein, da Übergriffigkeit immer wieder ein Thema ist.

> *„Das ist immer wieder Thema auch in so Supervisionen zum Beispiel, wieviel oder was empfinde ich, wieviel muss ich von mir geben und wieviel darf ich auf meine eigene Grenze setzen, wie wichtig ist das, gibt es auch mal Bereiche in denen ich sage, ich muss auch mal meine eigenen Grenzen, die ich mir eigentlich stecke, überschreiten oder habe ich Grenzen, wo ich sage so und darüber hinaus geht es gar nicht" (Angelika, 55)*

Die Pflegenden sind jedoch auch abhängig von ihren Möglichkeiten. Neben den eigenen Fähigkeiten, ihrem Wissen und den Erfahrungen, liegen diese vor allem im Gestaltungsspielraum, den sie haben, d.h. in den Grenzen des jeweiligen Handlungsrahmens.

> *„Solange es Faktoren gibt, die mich in meinem Handeln einschränken oder nicht optimal unterstützen, beeinflusst das natürlich auch meine Handlungsmöglichkeiten die Situation optimal zu lösen, ist ganz klar und wenn ich überarbeitet bin, weil zu wenig Personal da ist, dann schränkt mich das ein und wenn ich vielleicht nicht die aktuellsten, neuesten Arbeitsmittel habe, die vielleicht auf dem Markt sind, die mir ja meine Arbeit erleichtern könnten, dann hindert mich das auch und schränkt mich das ein, also es ist natürlich der Arbeitgeber, der das steuern kann" (Sarah, 69)*
> *„Ja, also ich denke, dass, ganz wesentlich ist eben, dass wir unseren Arbeitsbereich für uns autark und nur für uns organisieren können, da kommen selten fremdbestimmte Termine dazu" (Lena, 82)*

Pflegende als Akteure einer Interaktion innerhalb einer Atemnotsituation vereinen also mehrere Rollen in sich (Abbildung 15). Diese beziehen sich auf persönliche Aspekte und das berufliche Selbstbild, aber auch auf die Anforderungen wie Sichtweisen anderer. Um konsistent und ohne Konflikte zu interagieren, ist es wichtig, wie die Rollen im Team und zwischen den Professionen verteilt und anerkannt sind. Das zeigt sich besonders am Verhältnis zu den Stations- und Oberärzten, welches in den klinischen Bereichen als besonders wichtig angesehen wird (Laura, 41; Robert, 43) und Einfluss auf klinische Situationen und den pflegerischen Entscheidungsspielraum hat.

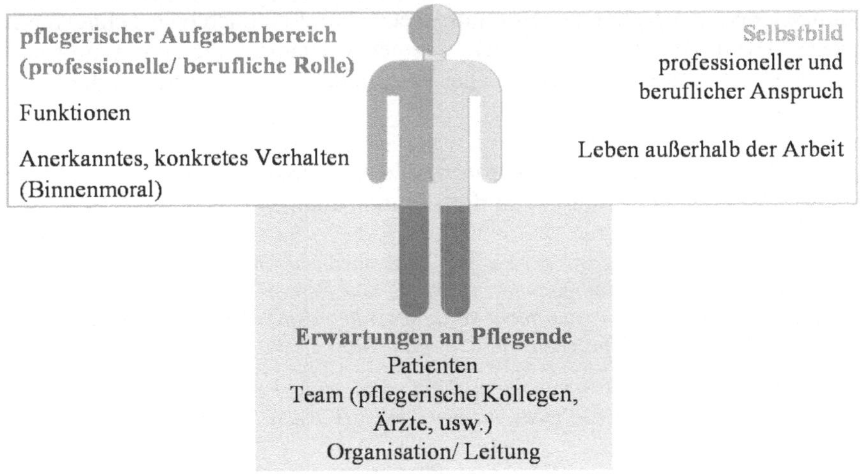

Abbildung 15: Pflegende als Akteure

Andere Akteure

Ausgehend von Atemnotsituationen sind neben den beiden Hauptakteuren der Patientin-Pflege-Interaktion weitere Akteure zu betrachten. Zunächst befinden sich oftmals Mitpatienten im Zimmer oder Angehörige sind zu Besuch.

> *Um 8:50 Uhr wird das Essen dann abgeräumt. Dabei fällt der Pflegenden auf der anderen Seite bei einem Patienten auf, dass der weder sein Essen, noch seine Tabletten angerührt hat. Der Zimmernachbar erläutert, der Patient habe eine unruhige und schnelle Atmung und sei auch sehr unruhig. Der Patient bestätigt das sehr zaghaft, worauf die Pflegende fragt, ob es sich vielleicht hinsetzen möge. Als er das nicht möchte, sagt sie, er solle die Ruhe bewahren und sie rufe die Ärztin an. (TB18, 11)*

Eine Pflegende berichtet von Situationen in denen jemand

> *„dich ruft vielleicht auch wegen was anderem und du kommst in das Zimmer rein und da ist eine dicke Luft, im wahrsten Sinne und jemand sucht einen Ausweg und dann bittet man vielleicht auch schon mal den Menschen nach draußen um ihn aus der Situation zu bringen" (Katharina, 29)*

Sowohl Mitpatienten als auch Angehörige können somit auf Atemnotsituationen positiv *und* negativ einwirken. Insbesondere psychische Belastung durch Angehörige geben fast alle Pflegenden an. Wenige Teilnehmer sprechen von den Belastungen, denen Angehörige selbst ausgesetzt sind. Lediglich eine Teilnehmerin beschreibt, dass Angehörige als aktive in einer Atemnotsituation diese mitgestalten. Jedoch ist auch diese Situation eher eine, in der Atemnot während der Finalphase auftritt.

Weitere Akteure in Atemnotsituationen sind pflegerische Kollegen und Ärzte, die zur Hilfe gerufen werden, wenn die Situation alleine nicht zu bewältigen ist.

> *„Was für mich wichtig ist, ist eine gute Zusammenarbeit mit meinen Arbeitskollegen mit denen ich die jeweilige Schicht betreue und wenn ich da jemanden an meiner Seite habe auf den ich mich nicht verlassen kann, dem ich nicht vertraue, mit dem ich mich nicht gut absprechen kann" (Sarah, 29)*

> *„Dann holten die Kollegen mich noch mit dazu, einfach um zu gucken, ob mir noch etwas einfällt, ob man noch was machen kann." (Vanessa, 5)*

Dabei handelt es sich um verschiedene Hilfestellungen. Entweder werden Kollegen angewiesen Medikamente zu holen (Paula, 5) oder eine Zeit bei dem Patienten zu bleiben (Michael, 17). Sie werden jedoch auch als Entlastung (Angelika, 11) oder als Berater in unsicheren Situationen genutzt (Laura, 53). Ärzte werden oft erst gerufen, wenn die Situation so weit eskaliert ist, dass die Pflegenden nicht weiterkommen (Robert, 31). Sie übernehmen dann die medizinische Versorgung der Patienten.

Neben dieser direkten Teilhabe in Atemnotsituationen, gibt es weitere Situationen, in denen andere Akteure relevant sind. So kommt es zu Gesprächen über atemnötige Patienten in den Übergaben der Pflegenden. Sie versuchen darin oft Ursachen für Atemnotsituationen zu finden und wirksame Maßnahmen zu besprechen. Je nach Verlauf und Verbindung zur konkreten Atemnotsituation, handelt es sich entweder um ein moduliertes Wiederaufnehmen des Rahmens, oder um ein zeitlich versetztes, aber relevantes Verhalten außerhalb des Rahmens.

> *Bereits in der Übergabe wird über Patienten gesprochen, die Luft nötig sind. Es handelt sich um einen Herrn, der relativ neu aufgenommen wurde und momentan Sauerstoff laufen hat, obwohl das noch nicht angeordnet wurde. Eine andere Patientin, die ebenfalls relativ neu ist scheint vor allen Dingen Atemnot zu bekommen, wenn sie sich belastet. Gleichzeitig scheinen hier auch psychische Faktoren wichtig. Ein dritter Patient ist isoliert und dauerhaft schwer atemnötig. Er hat 10 l Sauerstoff laufen und ist darunter je nach Tagesform recht gut zu mobilisieren. (...) Auch in der Mittagsübergabe wird nochmals über die beiden anderen Arten benötigen Patienten gesprochen. Dabei wird nochmals diskutiert, welche Gründe es für die Atemnot gibt und wie man gegebenenfalls darauf reagieren kann. So wird infrage gestellt, dass der Herr mit Atemnot, tatsächlich eine reine Belastungsdyspnoe hat. Vielmehr scheint es so, dass es auch andere Gründe gibt. Bisher war jedoch noch nicht ausreichend Zeit, um intensiver mit ihm zu sprechen. Die Dame, die vor allem aus psychischen Gründen Atemnot zu haben scheint, hat über den Vormittag hinweg häufiger geklingelt. Dabei ist klar geworden, dass sie sehr unsicher ist. Zudem steht die Vermutung im Raum, dass sie eine beginnende Demenz oder Ähnliches hat. Gleichzeitig ließ sie sich sehr gut auf die Toilette mobilisieren, ohne eine Zunahme der Atemnot. Auch hier wird überlegt, ob man der Dame ein Angebot machen kann, dass ihr die Unsicherheit und gegebenenfalls vorhandene Angst nehmen könnte. Der Spätdienst wird sich weiter damit beschäftigen. (TB 24, 4 und 15)*

In den Mittagsübergaben der Einrichtung 3A, die eher als interdisziplinäre Fallbesprechungen aufgebaut sind, werden entsprechende Informationen regelhaft ausgetauscht (TB 8, 45 und TB 12, 26-35). In der Einrichtung 5A wird neben dieser verbalen Kommunikation vor allem die schriftliche Kommunikation innerhalb des großen Teams genutzt, d.h. eine ausführliche, allen zugängliche Dokumentation verfasst.

> *„Für uns ganz wichtig ist auf jeden Fall, weil wir einfach viele Teilzeitkräfte haben, wir arbeiten alle in allen Schichten, wir haben immer wieder Tage frei, sind in der anderen Schicht, bekommen Sachen nicht mit, also es es würde noch mehr untergehen glaube ich doch einfach trotz Übergabe, wenn man es dann nicht schriftlich festgehalten hätte, was ich jetzt meine, ist Pflegeverlaufsbericht angeht, Dokumentation in Bezug auf die Symptomkontrolle ist natürlich wichtig, also es ist, da ist ja auch das Hauptaugenmerk drauf, deshalb ist es auch wichtig, weil man einfach natürlich, ja es ist einfach nachvollziehen kann, wie geht es jemanden, die hat es sich entwickelt, hat man vielleicht schon mal in einer Phase was versucht, es hat nicht funktioniert, also Dokumentation ist wichtig und nimmt man sich auch Zeit dafür" (Katharina, 89)*

Auf den Stationen 1A, 2A, 3A und 4A werden zudem Angehörige der therapeutischen Berufe im Kontext der Begleitung atemnötiger Patienten genannt. Diese werden teilweise als *„eine unheimlich gute Prävention" (Angelika, 85)* angesehen und wertvoll, da sie durchaus Atemnotsituationen verhindert, *„wenn sie bei den Patienten war." (ebd.)*. Oftmals ist ihr Einsatz jedoch eingeschränkt, da die Ärzte entsprechende Maßnahmen nicht verschreiben (Paula, 53) oder ihre Integration in den Stationsalltag und das Team noch nicht gelungen ist (Michael, 99). In akuten Atemnotsituationen sind die therapeutischen Berufe nicht eingebunden (Angelika, 85).

Die Interaktion innerhalb der Atemnotsituation scheint auch mit der grundsätzlichen Patienten-Pflege-Beziehung verbunden. Je nach Akteuren und Bedingungen lässt sich diese Beziehung gestalten. Aber auch die Atemnot selbst und andere, parallel verlaufende Handlungsoptionen sowie relevantes Verhalten außerhalb des Rahmens spielen eine wesentliche Rolle. Aus pflegerischer Sicht, handelt es sich bei der Interaktion um ein ständiges Beobachten, Ab-/Einschätzen und Entscheiden für bzw. gegen die beschriebenen Maßnahmen.

3.4.2.3 Atemnot als Rahmen oder Klammer und Verhalten außerhalb des Rahmens

Bisher konnten die Atemnotsituationen, die darin angewendeten Maßnahmen und vorkommende Akteure beschrieben werden. Sie orientieren sich an der Art der Atemnotsituation bzw. an dem, was die Akteure glauben, was jeweils vor sich geht. Im Sinne Goffmans kann Atemnot als handlungsleitender Rahmen oder beeinflussende Klammer näher beschrieben werden. Zunächst treten viele Situationen auf, in denen Atemnot der zentrale Aspekt einer Situation ist und damit als (natürlicher) Rahmen eine Interaktion bestimmt. Je nach Stärke/Grad der Atemnot kann dabei nochmals unterschieden werden, ob es sich um einen

Notfall, das heißt eine Atemnotattacke handelt, um eine schwere Atemnot oder um eine leichte Atemnot. Für die Pflegenden ist zudem relevant, inwieweit psychische oder körperliche Belastungen als Auslöser zu sehen sind.

Atemnot kann jedoch auch als Bestandteil einer vollkommen anderen Situation und Interaktion auftreten. Als solche (innere) Klammern stellen sie einen Orientierungsrahmen innerhalb der eigentlichen sozialen Situation wie Mobilisation, Toilettengang, Körperpflege usw. dar. Eine dritte Differenzierung ergibt sich daraus, dass Atemnot als möglicherweise auftretendes Symptom auch dann eine Rolle spielt, wenn es nur präventiv bedacht wird (im Rahmen von Prophylaxen).

Insgesamt stellen sich die Interaktionen innerhalb einer solchen Situation als soziale Rahmen dar, auch wenn Atemnot als natürlicher Rahmen angesehen werden kann. Parallel zu diesen Rahmen und Handlungssträngen laufen jedoch weitere Handlungsstränge, die zu berücksichtigen sind (vgl. Abbildung 10). Atemnotsituationen sind letztendlich nur eine Art von Situationen, die im Klinikalltag auftreten. Zwischen diesen entscheiden die Pflegenden permanent. Sie priorisieren Aufgaben, Handlungen, Situationen, Bedürfnisse oder Anforderungen unterschiedlichster Art, indem sie sich einigen zuerst widmen und anderen später oder gar nicht. Auch für Atemnotsituationen gilt das.

> *„Was dann mit dem Rest ist, ist mir erstmal egal, das ist jetzt ein Notfall oder keine Ahnung, außer es ist was Wichtiges oder was Wichtigeres eigentlich“ (Jan, 31)*

Grundsätzlich gibt es also andere Situationen, die (un-)bewusst der Versorgung von Patienten mit Atemnot vorgezogen werden können. Mit dem Eintritt in oder Einlassen auf eine Atemnotsituation, die mit der Wahrnehmung und Anerkennung einer speziellen Art der Atemnot beginnt, werden also andere Handlungsmöglichkeiten abgebrochen oder gar nicht begonnen.

Zudem sind die Atemnotsituationen als Handlungsstränge durch externe Geschehnisse beeinflusst, was die Pflegenden auch klar ausdrücken.

> *„Das liegt aber wirklich daran, wie man es halt hat, wenn man jetzt wirklich zich tausend Aufträge hat, kann man das oft nicht immer wahrnehmen, ob der Patient jetzt wirklich nur Panik hat und einfach Begleitung beim Atmen braucht und Ruhe braucht oder ob ein Spray halt wirklich sein muss, in den meisten Fällen ist es das Spray was hilft und sofort gezückt wird und Medikamente so wie die Zeit ist, also Medikamente kann man schnell geben, aber Patient mit normalen nicht medikamentösen Maßnahmen dann zu beruhigen dauert natürlich länger“ (Laura, 3)*

> *„Alleine Nachtdienst, wenn da jemand Luftnot kriegt, wurde ich auch erst mal unsicher. Was macht man denn jetzt? Und mache ich alles richtig? Und umso mehr ich*

Erfahrung bekommen habe, desto ruhiger gehe ich an (...) Aber die Rahmenbedingungen, Stationsalltag, Nachtdienst alleine bei 43 [Patienten; CD] und es schellt überall, das kommt noch dazu, dass man einfach so so n eine Grund Anspannung hat, auf jeden Fall. Einfach die Verantwortung, der Zeitmangel, das kommt dazu. Und vor allen Dingen, was ich in diesem Team auch beobachtet habe, sie haben alle den Anspruch, besonders gut! zu sein." (Vanessa, 31)

So führt das Wissen um weitere Aufgaben oder die hohe Belastung dazu, dass die Versorgung anders gestaltet wird, als die Pflegenden es gerne tun würden. Andere Bedingungen wiederum führen dazu, dass die Situation positiv beeinflusst wird. Das sind vor allem solche, die Belastungen reduzieren und den Pflegenden Sicherheit geben. Die Unterstützung und der Rückhalt der Stationsleitung sind wichtige Aspekte (Angelika, 28; Marie, 89). Aber auch das Team fungiert in unterschiedlicher Weise als Unterstützung.

„Ich will meine Familie nicht ängstigen. Aber muss darüber auch sprechen! Und (...) dann treffe ich mich mit Kollegen und tausche mich da nochmal aus. Auch abends mal, bei einem Tee oder nem Bier oder was auch immer und das macht nochmal einen an-deren Zusammenhalt. Also wir sind vielleicht dann auch in vielem, ja, noch-mal die Personen gegenüber, die dich versteht, weil sie das gleiche erlebt wie du. Die weiß halt darüber muss geredet werden." (Angelika, 23)

Hinzu kommen weitere Gestaltungsmöglichkeiten, die sich als Teil der Arbeitsbedingungen auf die Organisationsstrukturen beziehen. Sie beziehen sich vor allem darauf, wie gleichzeitige Aufgaben und Ansprüche entstehen und wie ihnen anders begegnet werden könnte. Auf diese Aspekte wird im folgenden Abschnitt näher eigegangen. Zudem werden die beiden zentralen Organisationsstrukturen des Entscheidungshandelns von professionell Pflegenden vorgestellt und erläutert.

3.4.3 Pflegerische Entscheidung in Atemnotsituationen - mit Gleichzeitigkeit und Unsicherheit umgehen

Die Einflussfaktoren, die auf professionell Pflegende bei der Entscheidung zum Einsatz pflegerischer Maßnahmen bei Patienten mit schwerer Atemnot wirken, lassen sich anhand der Reaktionen der professionell Pflegenden auf solche Situationen identifizieren. Das Erleben und Gestalten der Pflegenden kann als ein Umgehen mit Gleichzeitigkeit und Unsicherheit beschrieben werden. Ursächlich für diesen Umgang ist zunächst die Gleichzeitigkeit selbst. Damit ist gemeint, dass zur selben Zeit mehrere Ereignisse stattfinden, Dinge passieren, Handlungsstränge laufen und Aufgaben bestehen. Das ist insofern problematisch, da es sich um konkurrierende Ereignisse handelt, die eben nicht parallel zueinander zu realisieren sind.

Der gemeinsame Fokus aller Stationen und beobachteten wie besprochenen Atemnotsituationen ist es also, mit Gleichzeitigkeit umzugehen. In der Auswertung der Sequenzen und Rahmengebungen ist deutlich zu erkennen, dass in allen Einrichtungen mehrere parallele Handlungsstränge verlaufen. Diese scheinen grundsätzlich in der pflegerischen Arbeit angelegt zu sein, sind Zeichen ihrer Komplexität und in diesem Sinne auch keine Überforderung für die Pflegenden. Eine *unproblematische Gleichzeitigkeit* zeigt sich im allgemeinen pflegerischen Handeln, das in der Regel dadurch gekennzeichnet ist, dass im selben Augenblick beispielsweise Kommunikation aber auch Körperpflege stattfinden, eine Begrüßung formuliert wird und etwa eine Patientenbeobachtung erfolgt. Ein Beispiel dafür stellt die in der Analysedarstellung genutzte Beobachtungssequenz dar.

Eine *problematische Gleichzeitigkeit* entsteht aus zwei verschiedenen Gründen, die folgend erläutert werden. Zunächst ergeben sich im Arbeitsalltag sich ausschließende Handlungsstränge und Aufgaben, die erledigt werden müssen. Entweder steht dafür jedoch eine so begrenzte Arbeitszeit zur Verfügung, dass sie nicht nacheinander abgearbeitet werden können oder aber beide Aufgaben haben eine hohe Dringlichkeit.

> *„Ich bin hier alleine für 42 Patienten, wir haben nicht immer 42 Patienten, aber wir haben 42 Betten, die könnten alle voll sein, dann müssen sie vielleicht einfach ein bisschen länger warten und wenn was Wichtiges ist, was akutes, dann müssen sie sich einfach eher melden" (Laura, 57)*

Diese Aufgaben haben in einigen Einrichtungen nicht direkt etwas mit dem patientennahen pflegerischen Kernaufgabengebiet zu tun. Sie dienen der Aufrechterhaltung der Arbeitsabläufe der Gesamteinrichtung oder dem Erreichen der Organisationsziele. Je nach Einrichtung sind diese Ansprüche nur schwach vorhanden oder so stark, dass sie die pflegerischen Aufgaben überlagern. Hier folgen dann verschiedene Strategien, wie mit der Situation umgegangen wird.

Pflegende sehen sich also nicht nur gut abgrenzbaren und aufeinanderfolgenden Aufgaben gegenüber. In der Praxis sind vielmehr ständig mehrere Handlungsstränge gleichzeitig vorhanden, zwischen denen die Pflegenden sich entscheiden, d.h. Prioritäten setzen müssen. Zu bedenken ist dabei, dass Pflege bereits relativ komplex ist, d.h. aus verschiedenen Handlungssträngen besteht. Diese lassen sich jedoch hinsichtlich des Ziels und Selbstverständnisses einpassen. Tätigkeiten, die primär nicht pflegerisch sind, werden als schwieriger zu integrieren erlebt.

Das folgende Schaubild zeigt mögliche parallel verlaufende Handlungsstränge, die je nach Situation in den Vordergrund treten (Abbildung 16). Dabei sind die Arbeitsbereiche zunächst als gleichwertig dargestellt (a). Da jedoch nicht mehr Arbeitszeit, hier als immer gleich großes Kästchen im Hintergrund, zur Verfügung steht, bedeutet ein Mehraufwand in einem der Arbeitsbereiche immer zugleich, dass die anderen in den Hintergrund rücken. Auch das ist in der Abbildung für verschiedene Varianten (b-d) dargestellt. Tatsächlich erleben die meisten teilnehmenden Pflegenden jedoch, dass sowohl Aufgaben bezüglich der Behandlung, als auch andere Hilfsleistungen zunehmen (e).

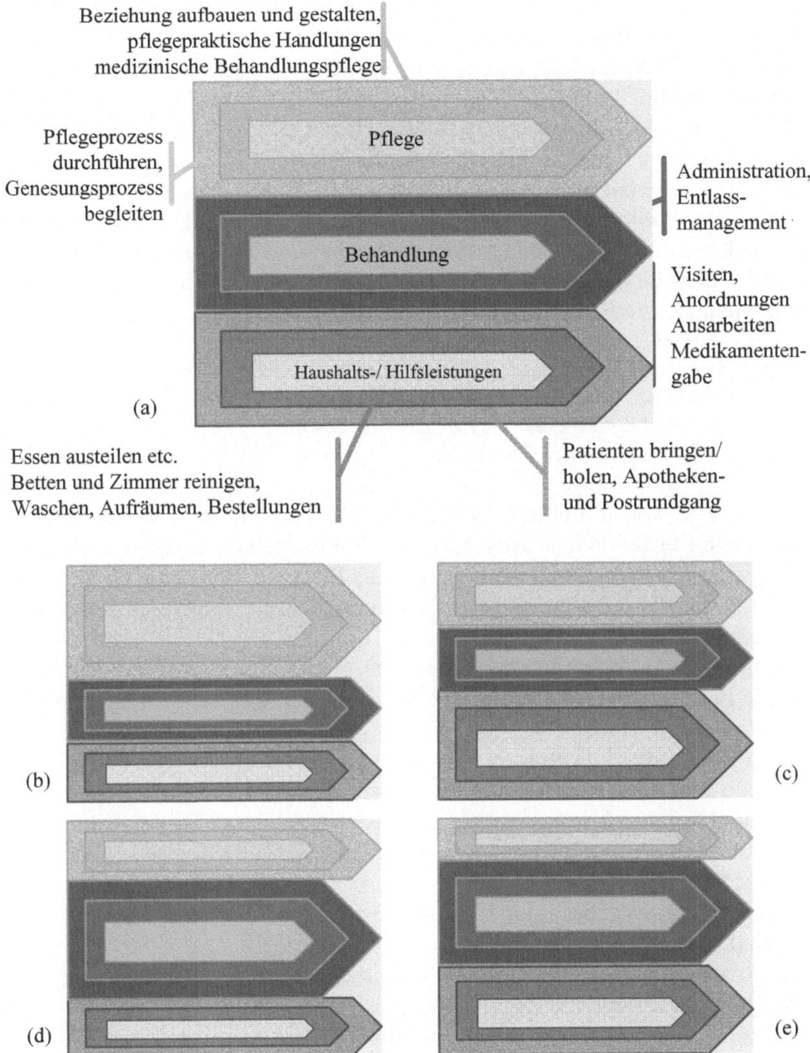

Abbildung 16: Für Pflegende parallel verlaufende Handlungsstränge (Rahmen)

Wie welche Handlungsstränge mit welcher Intensität verfolgt werden, d. h. wie die Pflegenden mit den gleichzeitigen Anforderungen umgehen, sie erleben und gestalten, ist wiederum von den in den vorherigen Abschnitten beschriebenen Faktoren abhängig.

Die zweite Art der problematischen Gleichzeitigkeit ergibt sich aus sich teilweise widersprechenden Ansprüchen, die an die Pflegenden gestellt werden und auf die nicht parallel eingegangen werden kann. Diese ergeben sich vor allem aus den vollkommen unterschiedlichen Erwartungshaltungen, mit denen Pflegende konfrontiert sind und zwischen denen sie sich oft entscheiden müssen. Hier sind neben dem eigenen Anspruch vor allem die institutionellen Anforderungen, wie auch die Bedürfnisse der Patienten zu nennen.

> *„Und da geht es halt darum, dass den Leuten klar wird, dass wir überfordert sind, (...) von dem was von uns gefordert wird, also wir müssen funktionieren, wir dürfen nicht emotional agieren, wir müssen zusehen das die Arbeit getan ist, aber die Patienten dürfen nicht auf der Strecke bleiben" (Laura, 57)*

Insbesondere in konflikthaften Situationen, das heißt in Entscheidungssituationen, bei denen verschiedene Ansprüche im Fokus stehen, entsteht oft Unsicherheit. Unsicherheit kann verstanden werden als fehlende Klarheit über zu setzende Prioritäten oder die Richtigkeit einer Handlung, als fehlendes Selbstbewusstsein, um die eigene Position durch-/umzusetzen oder als das Gefühl unzureichenden Rückhalts im Team oder durch Vorgesetzte. Sicherheit hingegen ist etwas, das Pflegende in ihrem Entscheidungshandeln benötigen und als Strategie versuchen umzusetzen.

Auch konkrete Belastungen, Angst und Frustration der einzelnen Pflegenden können zu Unsicherheit und weniger engagiertem Arbeiten führen. In diesem Kontext spielen Veränderungsprozesse eine wichtige Rolle, wie bereits in der Rekrutierung zu beobachten war. Laufende Veränderungsprozesse, wie die Fusion der Klinik mit einem anderen Konzern, die Neueröffnung der Palliativstation, ein Leitungswechsel oder Umzug haben nicht nur einen Einfluss auf die Bereitschaft der Pflegenden, an einer Studie teilzunehmen, sondern auch auf die direkte Arbeit mit den Patienten. In entsprechenden Situationen erhöhen sich Unsicherheit der Pflegenden sowie Komplexität der Situation nochmals und es kommt, neben der ohnehin bestehenden Gleichzeitigkeit, ein weiterer Rahmen zu den täglichen Interaktionen hinzu.

Für Patienten sind Atemnotsituationen ebenfalls mit einer massiven Verunsicherung verbunden. Atemnot macht Angst, Panik, sogar Todesangst. Pflegende wissen um dieses Erleben von Atemnot und versuchen als wichtigste Intervention, den Patienten Sicherheit zu geben. Die Pflegenden sind sich jedoch auch bewusst darüber, dass sie Sicherheit, ebenso wie Ruhe, nur dann vermitteln können, wenn sie selbst sicher und ruhig sind. Das geht sogar so weit, dass mitunter auf entsprechende pflegerische Maßnahmen, die eigene Ruhe voraussetzen, verzichtet wird, da sie unter den gegebenen Umständen nicht als wirksam eingeschätzt werden.

> *„Dass ich um dieses Patientenzimmer mehr Ruhe habe, also das ich weiß, wenn ich mich mit einem Patienten beschäftige, ich auch wirklich die Zeit habe und nicht irgendwo im Hinterkopf noch denke, Oh Mist, wenn du auf den Flur gleich kommst, dann kommen noch drei andere Probleme" (Marie, 103)*

Die Darstellung des Interaktionsprozesses zeigt viele Einflussfaktoren auf die Entscheidung professionell Pflegender. Diese sind raumzeitlich geprägt und beziehen sich auf die direkte Patienten-Pflege-Beziehung, deren Interaktionen, aber auch auf die Interaktionen und Ansprüche, die außerhalb dieser Beziehung stattfinden. Zentrales Element ist dabei der Umgang der professionell Pflegenden mit den verschiedenen Arten der problematischen Gleichzeitigkeit sowie mit Unsicherheit. Diese ergibt sich bei Patienten in Atemnotsituationen und bei den Pflegenden als Reaktion auf konflikthafte Ansprüche, Bedingungen und Veränderungsprozesse.

Eine ursächliche Bedingung für den Umgang mit Gleichzeitigkeit und Unsicherheit im Kontext des pflegerischen Entscheidungshandelns in Atemnotsituationen, ist die Atemnot selbst. Atemnot wird durchgängig als subjektives Erleben einer eingeschränkten Atmung beschrieben. Dieses Erleben ist ernstzunehmen, kann aber ganz verschiedene Ausprägungen haben. Dazu gehört vor allem die beschriebene Differenzierung zwischen Atemnot als Klammer oder Rahmen einer Situation

Diese Differenzierung von Atemnot, die Pflegende innerhalb kürzester Zeit vornehmen, legt auch die weiteren Handlungen und ihre Reaktionsgeschwindigkeit fest. Atemnot fällt also zeitlich gelegentlich mit anderen, für den Moment wichtigeren Situationen oder Aufgaben zusammen. Wichtig an dieser Stelle ist, dass auch externe, d.h. nicht innerhalb der eigentlichen Situationen befindliche Kriterien in das Entscheidungshandeln einbezogen werden. Diese ergeben sich erneut aus den gleichzeitig bestehenden Aufgaben und Ansprüchen, mit denen die Pflegenden konfrontiert werden (bspw. relevantes Verhalten außerhalb des Rahmens) und sind maßgeblich daran beteiligt, in wieweit die professionell pflegenden Mitarbeiter es schaffen "umzuschalten", d.h. einen Rahmenwechsel zu vollziehen. Bedeutend für die Versorgung von Patienten mit schwerer Atemnot ist, dass es in unterschiedlichem Maße dazu kommt, dass Atemnot wahrgenommen wird und dann auch darauf eingegangen wird.

Pflegende setzen also zu Beginn einer Atemnotsituation, das heißt bei Eintritt in diese, zunächst eine Priorität und entscheiden sich damit entweder eine bisher verfolgte Handlung abzubrechen und auf die Atemnot konkret einzugehen, sie im Behandlungsverlauf zu berücksichtigen oder dafür, sie nicht zu beachten. Erst dann werden (pflegerische) Maßnahmen ergriffen und situationsangemessen sowie prozesshaft umgesetzt.

Der Situation angemessen sind die Maßnahmen, da sie nicht nur die Art der Atemnot in ihrer Differenzierung berücksichtigen, sondern auch weitere Kriterien, wie gegebenenfalls bekannte Auslöser der Atemnot, den Patientenzustand (Allgemeinzustand, Grunderkrankung, Erleben der Atemnot) und -willen, bereits gemachte Erfahrungen aus anderen Atemnotsituationen und möglicherweise andere gleichzeitig auftretende Symptome.

Prozesshaft ist das Vorgehen der Pflegenden dadurch, dass sie sukzessiv vorgehen und ihre Handlungen bzw. die Wirksamkeit der Maßnahmen immer wieder mit ihren Beobachtungen zum Patientenzustand abgleichen. Die Teilnehmer beschreiben, dass sie schrittweise vorgehen, wobei die Maßnahmen parallel zur Atemnot eskalieren (vgl. Darstellung in Abbildung 13). So gibt es klassische Maßnahmen, die als erste ergriffen werden. Darunter fallen die Beruhigung und Ansprache der betroffenen Patienten, wie auch der Körperkontakt (als Beruhigung oder Kontaktaufnahme im Rahmen einer nonverbalen Kommunikation) und die Lagerung bzw. Lageränderung. Je nach Situation wird zudem das Fenster geöffnet oder in einigen Einrichtungen ein Ventilator gereicht. Beides dient dazu, einen Luftzug herzustellen, der das Empfinden begünstigt, besser einatmen zu können. Zudem werden Veränderungen in der Umgebung vorgenommen. Das kann heißen, dass Oberbekleidung geöffnet wird, die Decke zurückgeschlagen wird oder auch andere beengende Dinge weggeräumt werden. In körperlich belastenden Situationen wird versucht, die Belastung beispielsweise durch einen Ortswechsel (hinsetzen) und Ruhe zu minimieren. Bei psychischer Belastung werden gegebenenfalls auch Angehörige oder andere Besucher aus dem Zimmer hinaus geschickt. Bei all diesen Erstmaßnahmen bewahren die Pflegenden Ruhe und versuchen, die Situation möglichst gut zu kontrollieren. Ziel ist dabei immer, den Patienten Sicherheit zu geben. Besonders auffällig ist, wie sich mitunter die Körperhaltung und -spannung der Pflegenden, wie auch ihre Stimmlage verändert. Bei einigen Teilnehmern war deutlich zu beobachten, dass eine entsprechende Veränderung in dem Augenblick eintrat, als sie absehen konnten, dass die Patienten vermehrt Zuwendung und Sicherheit oder Halt benötigt.

Dann wird ein Patient eingeliefert, der bereits durch vorherige Aufenthalte bekannt ist. Es war angekündigt, dass er kommen solle, wenn die Situation zuhause nicht mehr tragbar wäre. Pfleger 1 sieht ihn und die Angehörigen, zusammen mit den beiden jungen Männern von Transportdienst begrüßt ihn. Obwohl der Patient in ein Zimmer im anderen Bereich aufgenommen wird, kümmert er sich nun um den Pati-

enten. Auch hier merke ich, dass seine Körpersprache sich verändert und er, obwohl er grundsätzlich ruhig bleibt, die Situation etwas beschleunigt. (TB 27, 18)

Die Pflegenden schätzen dabei kontinuierlich ab, welche Maßnahmen sinnvoll und hilfreich sind. Soweit möglich, sprechen sie diese auch mit den jeweiligen Patienten ab. Dabei achten sie jedoch immer darauf, dass die Patienten nicht zu viel sprechen, da das die Atemnot noch weiter verstärken kann (Sprechen ist eine körperliche Anstrengung und nimmt zudem zusätzliche Atemluft). Sind die Patienten nicht in der Lage, selbst aktiv zu kommunizieren oder zu sprechen, versuchen die Pflegenden, nonverbal mit ihnen zu kommunizieren, erklären Ihnen aber zumindest, welche Maßnahmen sie ergreifen.

Zeigt die Einschätzung, dass diese Maßnahmen nicht ausreichend sind, klären die Pflegenden in der Regel, ob sie die Patienten einen kurzen Augenblick alleine lassen können. Ist das der Fall, besorgen sie Medikamente, die sie dann verabreichen können. Wenn ein Patient nicht allein gelassen werden kann, weil die Angst als zu massiv eingeschätzt wird, rufen die Pflegenden Hilfe. In der Regel geschieht das über das Auslösen eines Notfallalarms, nachts gegebenenfalls über das Anrufen entsprechend verfügbarer Kollegen. Erst wenn auch die Medikamente (die verordnete Bedarfsmedikation) nicht wirksam sind, wird ein Arzt zur Hilfe gerufen.

Insgesamt bemühen sich die Pflegenden, die Atemnot objektiv möglichst gut zu reduzieren, aber vor allem das subjektive Erleben der Patienten zu verbessern. Ist das erreicht, ist die Atemnotsituation beendet. Dennoch bleiben die Pflegenden in der darauffolgenden Zeit aufmerksam und beschreiben auch, dass sie vermehrt nach den Patienten schauen, das heißt sie engmaschiger aufsuchen und beobachten.

Der beschriebene Handlungsablauf ist nicht statisch und nicht alle Maßnahmen werden in jeder Situation ergriffen. Vor allem trifft er jedoch vornehmlich auf lediglich eine der differenzierten Arten von Atemnot zu. Es handelt sich um Situationen, in denen Atemnot als Symptom leitend ist, nicht alleine auf psychische Belastung bzw. Angst zurückzuführen ist und gleichzeitig nicht so massiv ist, dass es sich um eine Attacke handelt. Im Falle einer Attacke werden in der Regel sofort medikamentöse Maßnahmen ergriffen und, wenn anwesend, die Ärzte informiert. Lediglich eine Teilnehmerin berichtete davon, bei einer schweren Atemnot eines palliativen Patienten (unfreiwillig) keine Medikamente gegeben zu haben. Sie beschreibt diese Situation als belastend, da ihre einzige Möglichkeit zu handeln war, die Atemnot mit auszuhalten, da zu bleiben und dem Patienten Sicherheit zu vermitteln. Dieser hatte ganz klar den Wunsch geäußert, keine Medikamente zu bekommen und änderte seinen Willen erst nach einer längeren Phase der Atemnot (Angelika, 7).

Grundsätzlich ist in den palliativen Einrichtungen und Hospizen zu beobachten, dass sehr schnell starke Medikamente gegeben werden und mitunter - wenn möglich - viel Zeit investiert wird, um während der Atemnotsituation bei den Patienten zu bleiben.

In Situationen, in denen die Atemnot aus Sicht der Pflegenden eindeutig durch Angst getriggert wird oder aufgrund psychischer Belastung zustande kommt, wird in der Regel zunächst über Beruhigung und Kommunikation versucht, die Situation in den Griff zu bekommen. Lediglich bei palliativen Patienten oder solchen mit Panikattacken wird, dann wiederum recht schnell, zu Beruhigungsmedikamenten gegriffen. Ein Pfleger berichtet, dass er gelegentlich den Placeboeffekt nutzt, indem er beispielsweise den Patienten vermittelt, ihnen den Sauerstoff höher zu drehen.

Wenn Atemnot nicht das handlungsleitende Symptom ist, sondern während einer anderen Interaktion auftritt, werden in der Regel Belastungen abgebrochen und die Patienten beruhigt, um eine Panik und damit ein Hineinsteigern in die Atemnot zu verhindern. Auch hier beobachten die Pflegenden die Patienten stetig und schätzen ab, ob und wann eine Situation in eine mit akuter Atemnot kippt. Diese Situationen unterscheiden sich von solchen, in denen Pflegende versuchen, präventiv zu handeln, um eine Entstehung von Atemnot grundsätzlich zu vermeiden. Das kann durch Prophylaxen (Pariball, Atemgymnastik usw.) geschehen, aber auch durch eine grundsätzliche Vermeidung von Belastung bzw. den Abbau von psychischer Belastung durch Gespräche und die Aufklärung über zugrunde liegende Erkrankungen und mögliche Verhaltensweisen. Auch medikamentöse Maßnahmen werden präventiv eingesetzt. Inhalationen werden beispielsweise zum besseren Abhusten regelmäßig durchgeführt. Parallel zu diesen Maßnahmen schulen die Pflegenden Patienten im Umgang mit Dosier-Aerosolen oder Inhalationsgeräten, im Verständnis ihrer Grunderkrankung und auslösenden Faktoren der Atemnot, wie auch Techniken, um mit einer akuten Atemnot umzugehen. Umgesetzt werden diese präventiven Maßnahmen jedoch nur selten. Im Stationsalltag, insbesondere dort, wo kaum Patientenkontakt zustande kommt, ist es nicht möglich, entsprechende gesundheitsfördernde pflegerische Maßnahmen durchzuführen.

Grundsätzlich lässt sich beobachten, dass die Pflegenden, die selbst unter einem massiven Zeitdruck stehen, häufig weder Zeit noch Ruhe haben, pflegerische Maßnahmen gegen Atemnot anzuwenden. Es kommt sogar vor, dass Atemnot nicht oder zu spät entdeckt wird, weil das aufgrund des fehlenden Patientenkontaktes nicht möglich ist. Viele Patienten schellen nicht, wenn sie erstmal in einer Atemnotsituation sind. Und insbesondere dort, wo vor allem Schüler und Praktikanten in den Zimmern die Patienten versorgen, sind diese oft nicht in der Lage einzuschätzen, in welcher Situation die Patienten sich befinden. Ein Beispiel hierfür ist die Situation aus einer Beobachtung, in der eine Schülerin nach einem Rundgang, bei dem sie Blutdruck und Puls messen sollte (Funktionspflege), in den Stationsstützpunkt kam, die Daten mitteilte und dann beiläufig meinte, dass eine Patientin vorhin gesagt hätte, sie hätte Atemnot (TB 1, 33).

Insbesondere in der direkten Wirkung des Verhaltens der Pflegenden während der Situation (Selbstwirksamkeit), dem Vermitteln von Sicherheit und der Möglichkeit, nur eine gewisse Zeit in dieser pflegerischen Situation verbleiben zu können zeigt sich, dass die Bedingungen unter denen die Pflegenden arbeiten, in dieser konkreten pflegerischen Situation bei einem klinisch relevanten und persönlich extrem belastenden Symptom eine Bedeutung haben. Die Pflegenden sind Akteure im Kontext dieser sozialen Interaktion und bringen als solche ihre eigenen Hintergründe der jeweiligen Situation mit. Sowohl persönlich biografische Aspekte, wie die Haltung bzw. der pflegerische Anspruch, aber auch emotionale Reaktionen und Befindlichkeiten, fachliches und persönliches Wissen, entsprechende Fähigkeiten und Erfahrungen oder aber die Bedeutung, die Atemnot als belastendem Symptom gegeben wird, spielen ebenso eine Rolle, wie soziale oder organisatorische Aspekte. Insbesondere die intervenieren Bedingungen, die die Organisation betreffen, können Auslöser für eine besonders hohe Belastung und besonders hohem Druck sein. Das ergibt sich aus den institutionellen Anforderungen, die im Sinne eines Machtgefüges entsprechend vermittelt werden, aber auch aus hindernden Umgebungsfaktoren (Friktionen). So sind die Größe und der Aufbau der Station, wie auch der Einrichtung durchaus relevante Größen, ebenso wie die zur Verfügung stehenden Mittel und Ressourcen, wobei besonders die Personalbesetzung und Personalqualifikation zu beachten ist.

> *„Die Mitarbeitet kriechen auf dem Zahnfleisch, tun für die Patienten was sie können, das geht vielleicht eine Zeit lang gut, aber keine lange Zeit, (...) dann die verstehen auch dieses Zwei-Etagen-Problem nicht, die denken, ach ja, einer kann ja springen von oben, das ist aber nicht mal eben einfach springen, das ist, du rennst hoch und runter und hoch und runter, dann bist du oben, dann ist der zweite auch gerade mitten irgendwie weiß ich nicht, hat einen Patienten auf die Seite gewuppt, macht den gerade sauber, der kann dann auch nicht mal schnell kommen, wenn ich ihn gerade brauche, (...) das ist auch noch eine zusätzliche Belastung, ne?" (Jan, 53)*

Auch unter den sozialen Bedingungen gibt es Friktionen. Diese entstehen dann, wenn der eigentlich gewollte und normale Stationsablauf durch Ereignisse gestört wird. Das können vollkommen unberechenbare, aber durchaus normale Ereignisse, wie Notfälle, sein. Aber auch besondere Wünsche von Patienten, Gesprächsbedarf von Angehörigen, das besondere Verhalten psychisch auffälliger Patienten oder der erhöhte Aufmerksamkeitsbedarf sterbender Patienten können als Störungen erlebt werden und provozieren als solche oftmals hilflose bis hin zu aggressiven emotionalen Reaktionen.

Als soziale intervenierende Bedingungen können auch das Team und die anerkannten Rollen der anwesenden Akteure gesehen werden. Das Team ist oftmals eine große Unterstützung sowohl in ganz praktischer Hinsicht, als auch emotional. Die Teilnehmer beschreiben ganz klar, dass ein funktionierendes, d.h. gutes und ausgeglichenes Team ein wesentlicher Entlastungsfaktor ist. Gleichzeitig können Spannungen im Team jedoch auch zu vermehrter Belastung führen. Die anerkannten Rollen der Akteure sind insofern relevant, dass sie in gewisser Weise das Handlungsspektrum der Beteiligten und die Art und Weise des Umgangs mitbestimmen. Als Akteure werden vor allem die professionellen Mitarbeiter (Pflegende, Schüler und Praktikanten, Ehrenamtler, Pflegeleitungen, Ärzten und therapeutische Berufe) und die Patienten betrachtet. Sie alle haben spezialisierte Funktionen oder Eigenschaften, die ihr Verhalten bestimmen und die sie in Interaktionen einbringen. Dadurch gestalten sie soziale Situation aber auch Beziehungen, Strukturen und letzten Endes die zu beobachtenden Organisationsformen. Auch die Entwicklung einer gemeinsamen Arbeitskultur und gemeinsamer Verhaltensnormen ist dabei zu beobachten.

Die Möglichkeiten zur Gestaltung erlauben zudem, die Bedingungen zu verbessern oder zu verschlechtern, auf sie zu reagieren und auch Auswege aus problematischen Situationen zu finden. So werden viele Möglichkeiten zur Entlastung der Pflegenden genannt, jedoch lange nicht überall umgesetzt. Hier sind vor allem die Stationsleitungen, aber auch die Arbeitsteilung und Struktur sowie das Einbinden von Hilfskräften besonders zu betrachten. Ein weiterer wichtiger Aspekt ist die Bedeutung der leitenden Ärzte für die Arbeitsorganisation der Pflegenden im Krankenhaus.

Die Stationsleitungen sind insofern bedeutsam, als sie einen wesentlichen Beitrag dazu leisten, wie die Station und ihre Arbeitsabläufe organisiert sind. Sie bemühen sich, Strukturen zu schaffen, um die Mitarbeiter zu unterstützen und gegenseitige Hilfe zu ermöglichen, fördern die Beziehungen der Mitarbeiter untereinander, damit eine gute Teamkultur entsteht und sie verteidigen ihre Mitarbeiter, wenn es zu Kritik kommt. Wesentlicher Bestandteil all dieser Maßnahmen ist, den Mitarbeitern Sicherheit zu geben und sie damit im Arbeitsalltag zu stabilisieren.

> *„Ich probiere* [den Mitarbeitern; CD] *halt dann auch so das Gefühl zu geben, dass die eine Sicherheit haben und das ich auch hinten denen stehen" (Marie, 89)*

Insbesondere Strukturvorgaben scheinen bei der Orientierung im Arbeitsalltag Sicherheit zu geben. Sie ermöglichen eine klare Abgrenzung von Verantwortlichkeiten und Aufgaben. Damit sorgen sie auch dafür, Überlastung zu vermeiden. Ein wesentlicher Aspekt ist dabei die Bereichspflege, die zu einer klaren Fokussierung der Pflegenden führt. Ein Hindernis ist, dass Bereichspflege nur dann funktioniert, wenn ausreichend Personal vorhanden ist. Andernfalls sind die Bereiche so groß, dass die positiven Effekte verschwinden. Auch das Ordnen oder Organisieren von Aufgaben, d.h. in der Abgrenzung des eigenen Aufgabenbereichs und dem Ausbilden klarer Strukturen sind Strategien. Hier finden sich einerseits die Behauptung/Durchsetzung der eigenen Rolle gegenüber den als übergriffig erlebten Anforderungen, andererseits aber auch das fast verzweifelte Schaffen einer ordentlichen Umgebung, um Orientierung zu erfahren (Aufräumen). In den Einrichtungen, in denen der Widerspruch zwischen den eigenen Rollenvorstellungen sowie Aufgaben und denen der Einrichtung nicht so groß ist oder gar wegfällt, findet sich dieses Verhalten kaum.

An dieser Stelle setzt ein weiterer Einflussfaktor ein. Die Arbeitsteilung von Mitarbeitern unterschiedlicher Qualifikation wird immer wieder beschrieben. Selten wird sie jedoch bewusst eingesetzt und ist in der Stationsorganisation strukturell verankert. Darunter ist der Einsatz einer Stationssekretärin bzw. administrativen Mitarbeiterin zu nennen. Diese übernimmt viele der Aufgaben, die von den Mitarbeitern als gleichzeitige Handlungsstränge erlebt werden. Zwar ist auch diese Mitarbeiterin nicht den gesamten Tag in der Klinik, entlastet aber zumindest während der Hauptuntersuchungsphasen die pflegerischen Mitarbeiter. Kritisch gesehen wird eine solche Aufteilung der Aufgaben vor allen Dingen dort, wo die Einführung einer solchen Mitarbeiterin zur Kürzung beim pflegerischen Personalschlüssel führt und von den Pflegenden, die ihren Aufgabenbereich zunehmend in genau diesen administrativen Tätigkeiten sehen.

Von allen Teilnehmern unterstützt wird die Einführung oder Verstärkung von Hilfspersonal, das beispielsweise als Hol- und Bringedienst Patienten zu Untersuchungen bringt, als Stationshilfe haushaltsnahe Tätigkeiten übernimmt oder als Pflegehelferin die examinierten Pflegenden in ihrer Arbeit unterstützt. Einige dieser Aufgaben übernehmen auf den Stationen Schüler und Praktikanten. In den Hospizen sind hierfür oftmals Ehrenamtliche eingesetzt. Die Rolle der Schüler und Praktikanten ist somit vor allem eine der Kompensation. Neben den patientennahen Tätigkeiten, die sehr unterschiedlich organisiert werden, übernehmen sie die Tätigkeiten, für die die examinierten Pflegenden keine Zeit haben. Ein extremes Beispiel aus den Beobachtungen zeigt, dass Schüler im Zweifelsfall auch solche Aufgaben übernehmen, für die sie nicht qualifiziert sind:

> *Für die Versorgung zuständig sind heute eine examinierte Pflegekraft, die die* [Hälfte; CD] *der Patienten (...) übernimmt und dabei gleichzeitig eine Schülerin an leitet, die am Donnerstag ihre Examensprüfung hat. Die anderen Patienten werden von einem Pflegenden versorgt. Wie sich herausstellt, handelt es sich bei ihm nicht um ei-*

> *nen examinierten Krankenpfleger. Streng genommen ist er noch Schüler, da er durch (...) das Examens gefallen ist (...) und nun ein halbes Jahr abwarten muss, bis er diese Prüfungen wiederholen kann. (TB 20, 3)*

Mit leitenden Ärzten sind vor allem die Oberärzte der Stationen gemeint. Diese haben einen starken Einfluss auf die pflegerische Arbeit, da sie als Vorgesetzte den Stationsärzten oftmals Ansprechpartner in Problemsituationen sind, die medizinischen Arbeitsabläufe wesentlich mitbestimmen und somit auch Teil des Teams sind. Sie werden von den Pflegenden als entscheidende Unterstützung gesehen, gelegentlich aber auch kritisch betrachtet. Wesentlicher Aspekt dabei ist, dass ein guter Kontakt zu den jeweiligen Oberärzten und eine gute Beziehung sowie Kommunikation dazu beiträgt, Konflikte zu vermeiden und das Gefühl vermittelt, dass weniger Druck ausgeübt wird. Die Pflegenden berichten, dass sie dadurch weniger Angst haben. In Konfliktsituationen und selbst bei Fehlern sind sie sich sicher, dass sie keinen Ärger bekommen bzw. grundsätzlich Rückendeckung haben. Neben diesem Einfluss auf der Beziehungsebene ist jedoch auch wichtig, in wieweit die Oberärzte oder Chefärzte die Stationsorganisation beeinflussen. Die Einführung neuer Strukturen (Bereichspflege) und Organisationen von Tagesabläufen (Ermöglichen einer gemeinsamen Visite) sind wesentlich davon abhängig, inwieweit die leitenden Ärzte ein Interesse daran haben dies umzusetzen und bereit sind, die medizinischen Arbeitsabläufe mit den pflegerischen zu koordinieren. Gegen ihren Willen sind Veränderungen selten erfolgreich durchzusetzen.

> *„In unserer Arbeitsplanung haben wir kein Zeitfenster, wo diese Visite vorgesehen ist. Das muss man mal einfach so sagen. Wir haben gesagt, ab! 10:00 Uhr könnten wir Visiten begleiten. Das Problem ist einfach organisatorisch, drei Ärzte fangen in drei Bereichen gleichzeitig an, wenn* jeder [der Pflegenden; CD] *in seinem Bereich mitgeht, ist keiner mehr da!“ (Vanessa, 71)*

Der Umgang mit Gleichzeitigkeit und Unsicherheit ist somit eine leitende Perspektive für den pflegerischen Alltag, vor allem aber in der Umsetzung pflegerischer Maßnahmen bei Patienten mit (schwerer) Atemnot relevant. Ursächlich ist dabei der Umstand, dass Gleichzeitigkeit und Unsicherheit in Atemnotsituationen auftreten. Wie beschrieben, sind diese aber nicht eindimensional, sondern eher sehr facettenreich zu verstehen. Das liegt auch daran, dass sie in verschiedenen Kontexten vor Ort sind, d.h. unter verschiedenen Bedingungen entstehen. Diese Bedingungen orientieren sich im Wesentlichen an dem Setting, in dem diese Situationen stattfinden. Die Art der Einrichtung und des Patientenklientels, Strukturen zur Entlastung und Bewältigung von belastenden Situation, die Kontinuität oder Stabilität der Einrichtung selbst, mögliche auftretende Konflikte zwischen dem pflegerischen Anspruch der pflegenden Mitarbeiter und den Einrichtungszielen sind dabei wesentliche Aspekte. Sie alle haben einen Einfluss darauf, wie die ursächlichen Bedingungen ausgeprägt sind.

Grundsätzlich halten Hospize und Palliativstationen Strukturen zur Entlastung und Bewältigung von belastenden Situationen bereit, d.h. sie bieten Supervisionen an. Wichtig erscheint, dass sich diese gemeinsamen Teambesprechungen als Kultur etablieren und als wirksam erlebt werden. Sie dienen der emotionalen Entlastung, die im Rahmen der Versorgung palliativer Patienten entsteht. Es werden jedoch auch organisatorische Probleme und Belastungen besprochen.

Eine immer wieder auftretende kontextuelle Bedingung sind mögliche Konflikte zwischen dem pflegerischen Anspruch der pflegenden Mitarbeiter und den Einrichtungszielen. Insbesondere in der Versorgung sterbender und besonders hilfsbedürftiger Patienten zeigt sich, dass die Pflegenden darunter leiden, dass sie ihren eigenen pflegerischen Anspruch nicht umsetzen können, da sie immer wieder die Priorität auf andere Versorgungsaspekte legen (müssen). Diese Teilnehmer berichten von einem schlechten Gewissen oder Gefühl, mit dem sie nach Hause gehen. Andere Pflegende setzen die eigenen Prioritäten durch. Das kostet jedoch Kraft und ist oft nur mit dem Rückhalt des Teams sowie der Stationsleitung und Überstunden möglich.

Ausprägungen im Umgang mit dieser Belastung sind Anpassung und Gegenwehr, Selbstaufopferung bis hin zum Burn-Out und Abstumpfung, Sicherheit und Unsicherheit sowie der bewusste Umgang mit den Bedingungen und Verdrängung oder Verschiebung, die oftmals zu einer Dekompensation (Rahmen- und Rollenbruch) führen.

Wird der Widerspruch zwischen angenommener/gewollter Rolle und der zugeschriebenen Rolle zu groß, kommt es somit auch zu entsprechenden Reaktionen. Als Rahmenbrüche, d.h. ein Austreten/Ausbrechen der Pflegenden aus ihrer Rolle, können private Gespräche und das häufige gemeinsame Rauchen, bei dem die Station verlassen wird, gesehen werden. Dieses Verhalten ist jedoch nicht grundsätzlich zu verurteilen, da diese kurzen Phasen des Ausbruchs auch eine Strategie zu sein scheinen, um dann die eigentliche Rolle und die Aufgaben wieder aufnehmen zu können.

Das Kodierparadigma zum Erleben und Gestalten professionell Pflegender in Situationen mit Patienten mit Atemnot greift die unterschiedlichen betroffenen Ebenen auf und verdeutlicht sie. Die Darstellung (Abbildung 11) ist als Handlungsstrang im Kontext anderer Handlungsstränge (im Hintergrund zu sehen) und seiner Bedingungen dargestellt. Den ursächlichen Bedingungen (Gleichzeitigkeit, eigener Anspruch und Atemnotsituation, ganz links) folgt das zentrale Phänomen, aus dem sich die Strategien ergeben. Diese Strategien haben Konsequenzen, die, ebenso wie die Ursachen, einerseits die allgemeinen Bedingungen pflegerischer Arbeit, andererseits die konkrete Atemnotsituation betreffen. Eine identische Ausdifferenzierung findet sich bei den kontextuellen und intervenierenden Bedingungen (oberhalb des Handlungsstrangs allgemeine, unten situationsbezogen Bedingungen).

Insbesondere in der Beschreibung der Akteure zeigt sich die Verknüpfung der Bedingungen. Sowohl die Perspektive auf die direkte Interaktion, als auch auf ihren (institutionellen, organisationslogischen) Kontext lohnt dabei einer Betrachtung, da sie beide die Wahrnehmung leiten und das jeweilige handlungsleitende Verständnis bestimmen.

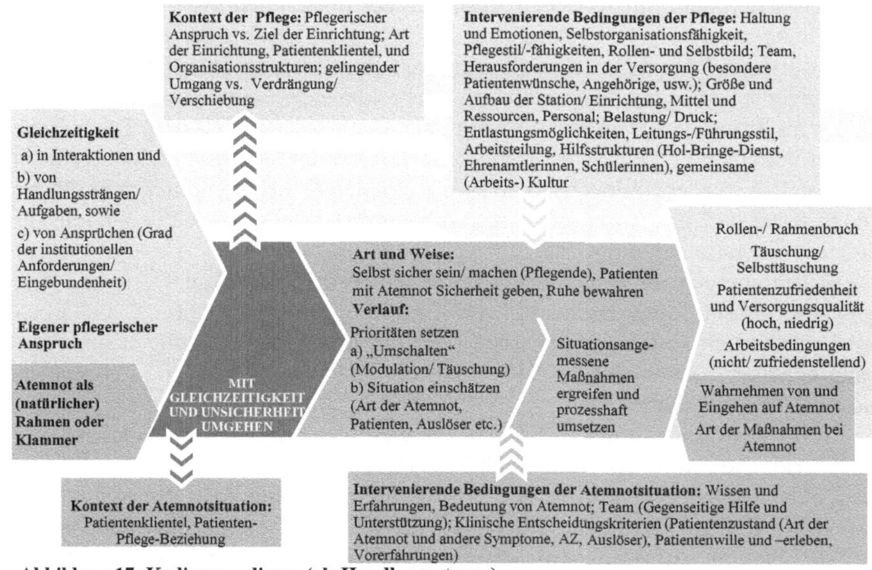

Abbildung 17: Kodierparadigma (als Handlungsstrang)

3.5 *Diskussion der Ergebnisse*

Die Entscheidungsfindung professionell Pflegender zur Wahl pflegerischer Maßnahmen bei Patienten mit schwerer Atemnot, ist als klinische Entscheidungsfindung mit ethisch relevanten Aspekten zu sehen. Sie wird innerhalb der Patientin-Pflege-Interaktion realisiert und unterliegt vielfältigen Bedingungen, die mit den Akteuren der jeweiligen Situation, aber auch mit dem Kontext der Entscheidung zu tun haben.

Atemnot als komplexes und mit massiver Angst und Unsicherheit verbundenes Symptom spielt eine besondere Rolle. Einerseits führt die Vulnerabilität der atemnötigen Patienten zu einem besonderen ethischen Anspruch. Andererseits sind auch gute klinische Kenntnisse und Fertigkeiten gefordert. Hinzu kommt der starke Einfluss organisationsethischer Aspekte. Es besteht somit eine Verbindung nicht nur zur klinischen, sondern auch zu ethischen Entscheidungsfindung. Zuletzt zeigt sich der Verantwortungsbereich der Pflegenden, der sehr unterschiedlich definiert wird und in der Praxis auch medizinische Maßnahmen betreffen kann.

Für den Bereich der Maßnahmen bei Atemnot lässt sich zudem feststellen, dass es nur wenige evidenzbasierte Maßnahmen gibt, die als Interventionen zielgenau eingesetzt werden können. So handelt es sich bei den ausgewählten pflegerischen Maßnahmen weit häufiger um eine bestimmte Art und Weise, in der alltägliche Handlungen vollzogen werden. Als wesentlicher Bestandteil pflegerischer Maßnahmen ist daher auch die Selbstwirksamkeit der Pflegenden anzusehen, wie sie vor allem in der Diskussion um komplementäre Maßnahmen zu finden ist (Tarling 1998). Angesichts der beschriebenen Belastung der Pflegenden stellt sich jedoch die Frage, wie diese Selbstwirksamkeit in der Interaktion mit Patienten umgesetzt werden kann.

In einer Untersuchung der Beziehung zwischen Patienten und beruflich Pflegenden im Krankenhaus stellt Pohlman heraus, dass diese Beziehung für Pflegende vor allem eine Ambivalenz zwischen Distanz und Nähe darstellt. Neben Sympathie oder Antipathie, positivem oder negativem Feedback und der Unterscheidung von emotionaler Belastung oder Beteiligung, ist die Möglichkeit zu helfen ein wesentlicher Aspekt (Pohlmann 2006). Neben den Bedingungsfaktoren (Entscheidungs- und Handlungsspielräume als Voraussetzung, wie ausreichend Zeit), sind hier beziehungsfördernde Maßnahmen relevant, die an den Bedarf der Patienten ansetzen und Nähe schaffen. Körperbezogene Maßnahmen werden in diesem Kontext als hoch relevant eingeschätzt. Gleichzeitig wird auf die Grenzen des pflegerischen Handlungsspielraums hingewiesen.

Pflegende, so lassen sich die Ergebnisse der vorgestellten Studie interpretieren, wissen um die Relevanz ihres Auftretens den Patienten gegenüber, aber auch um ihre Grenzen. So werden Maßnahmen wie beruhigende Einreibungen nicht durchgeführt oder an Schüler delegiert, da sie zwar grundsätzlich als wirksam eingeschätzt werden, aber nicht ausreichend Ruhe und Zeit vorhanden ist, um sie selbst anzuwenden. Kommt es zum Patientenkontakt, versuchen die Pflegenden so gut wie möglich, den Stress vor der Tür zu lassen. Ihre dargestellte Rolle, die es vor den Patienten zu repräsentieren gilt, deckt sich hier scheinbar mit dem Bild, das sie von sich und ihrer Arbeit haben. Bei genauerer Betrachtung wird jedoch deutlich, dass es sich in der Regel um eine gut gemeinte Täuschung der Patienten handelt. Die Pflegenden versuchen bis zu einer bestimmten Belastungsgrenze zu vermitteln, dass sie ausreichend Zeit und Kapazitäten haben, was nicht der Realität entspricht. Andere Patienten haben ebenfalls Bedürfnisse und die nicht patientennahen, wie medizinischen oder haushaltsnahen Tätigkeiten warten ebenfalls darauf, erledigt zu werden. Diesen Konflikt erleben die Pflegenden aller Einrichtungen, aber in verschiedener Ausprägung.

Ausgangspunkt der theoretischen Überlegungen zur pflegerischen Entscheidungsfindung, war die Definition von Entscheidungsfindung als Wahl zwischen sich bietenden Alternativen (Dunger 2011). Diese Definition deckt sich mit der Diskussion zu Entscheidungsfindung im Bereich der Evidenzbasierung (Behrens 2004). Die untersuchte Entscheidung nach der Wahl pflegerischer Maßnahmen bei schwerer Atemnot erscheint im Rahmen dieser evidenzbasierten Überlegungen zunächst als eine Entscheidung um die einzusetzenden Mittel. Das Ziel, die Reduktion der Atemnot und Belastung der Patienten liegt fest.

Die Ergebnisse zeigen jedoch, dass es eine, der Entscheidung um die Mittel vorgelagerte Entscheidung um das Ziel der jeweiligen Situation gibt. Diese Entscheidung findet immer dann statt, wenn Pflegende eine Atemnotsituation vor einer anderen priorisieren, oder auch nicht.

Mit dieser zusätzlichen Entscheidung wird die Komplexität erhöht und der Untersuchung der direkten Interaktion auf der Mikroebene schließt sich eine notwendige Betrachtung der organisationslogischen Ebenen an. Hier finden sich sowohl bewusste als auch unbewusste Mechanismen und Strategien, die den Eintritt in die Interaktion regeln und die Wahrnehmungsmöglichkeiten der Pflegenden mitbestimmen. Neben der bereits festgestellten hohen Vulnerabilität der Patienten, wird hier ein weiterer ethisch relevanter Aspekt der Entscheidungsfindung deutlich, der jedoch auf einer anderen Ebene angesiedelt werden kann.

Die beschriebene Entscheidung zu den Mitteln, d.h. über die Maßnahmen, ist als interaktives, prozesshaftes Entscheidungshandeln zu verstehen. Die Begründungen für Entscheidungen werden aus der klinischen Einschätzung gewonnen und münden zumeist unmittelbar in der Umsetzung. Relevante Faktoren sind beispielsweise der Patientenzustand und die Art der Atemnot, aber auch das Wissen um die Wirksamkeit von Maßnahmen im individuellen Einzelfall und im

Allgemeinen. Diese Parameter geben zugleich Auskunft darüber, wie hoch der Handlungsdruck ist und welche Maßnahmen somit als adäquat angesehen werden.

Besonders hohen Stellenwert hat bei der Einschätzung das Erfahrungswissen der Pflegenden, das als Teil der Intuition von Experten bereits bei Benner betrachtet wird (Benner 1994). Sowohl die allgemeine klinische Erfahrung, als auch die Beziehung zu den Patienten mit einer gemeinsamen Historie an gemeisterten Versorgungs- und Atemnotsituationen, spielen hierbei eine Rolle. Weniger offensichtlich ist das theoretisch-wissenschaftliche Wissen der Pflegenden. Das liegt einerseits daran, dass es in der Kommunikation und Interaktion mit Patienten selten expliziert wird. Andererseits werden viele Entscheidungen eben intuitiv gefällt, d.h. Pflegende bedienen sich eines inkorporierten Wissensschatzes. Hier bietet sich ein Anknüpfungspunkt an das als Habitus oder inkorporiertes kulturelles Kapital bekannte Konzept von Bourdieu (vgl. Bourdieu 1992).

Die Patienten sind im Rahmen der Interaktion zumeist passiv. Nur wenige geben von sich aus Handlungsimpulse, d.h. bestimmen den Verlauf der Handlungen oder den Entscheidungsprozess mit. Insbesondere in Atemnotsituationen ist der Kontrollverlust so groß, dass sie nicht gezielt die Interaktion mitgestalten. In diesen Fällen, wie auch bei somnolenten oder soporösen Patienten, übernehmen die Pflegenden die Gestaltung der Interaktion komplett. Sie zeigen sich nicht nur im Sinne Goffmans kooperativ (Goffman 1980), sondern auch im ethisch-moralischen Sinne fürsorglich (Schnell 2008).

Eine von Kleinschmidt durchgeführte Studie zur aktiven Mitgestaltung pflegerischer Interaktionen durch Patienten bedient sich ebenfalls Feldbeobachtungen. Die beobachteten Situationen sind pflegerische Alltagshandlungen, wie die Hilfe bei oder Übernahme von Körperpflege und Nahrungsaufnahme. Auch in dieser Studie spielt der Patientenzustand eine wichtige Rolle. Ein hohes Alter, assoziiert mit einem schlechteren Allgemeinzustand und akute Erkrankungen, wie eine eingeschränkte Kommunikation sind Faktoren, die Mitbestimmung minimieren. Chronische Erkrankungen hingegen, ähnlich wie in der vorliegenden Studie bei den langjährig erfahrenen Atemnotpatienten, führen zu mehr Mitbestimmung (Kleinschmidt 2004). Nicht berücksichtigt werden in der Untersuchung von Kleinschmidt akute Situationen, wie sie im Rahmen einer Atemnotattacke oder Belastungsdyspnoe vorkommen. Sie stellt jedoch heraus, dass Patienten sich in Therapieentscheidungen oftmals überfordert fühlen (ebd., S. 173). Vogd geht einen Schritt weiter und stellt in seiner Studie zum Entscheidungshandeln bei Klinikärzten unter Bezug auf die durch Mediziner hergestellten Strukturen heraus, dass Patienten im medizinisch-therapeutischen Entscheidungsprozess nicht vorkommen, es sei denn, es geht darum, die Entscheidungsverantwortung abgeben zu können (Vogd 2004, S. 406).

Das Rollenverständnis der Patienten selbst erscheint als ein weiterer wichtiger Aspekt im Rahmen der Mitgestaltung (Kleinschmidt 2004). Anpassung an die Gegebenheiten und Rücksichtnahme wegen zu hoher Arbeitsbelastung der Pflegenden konnten auch in der vorgestellten Studie beobachtet werden. Die Pflegenden berichten von Patienten, die ihre Bedürfnisse zurückstellen oder für Kleinigkeiten besonders dankbar sind. In den Beobachtungen kam es zu einer Situation, in der ein atemnötiger Patient nicht schellte, weil er seine Situation falsch einschätzte und daher nicht stören wollte. In diesem Fall war der Zimmernachbar derjenige, der der Pflegenden Auskunft geben konnte und als weiterer Akteur die Situation positiv und aktiv mitgestaltete.

Die Mitgestaltung durch Mitpatienten und auch anwesende Angehörige wird nicht immer positiv erlebt. Insbesondere Angehörige werden oftmals als zusätzliche Belastung für atemnötige Patienten beschrieben. Neben der Schutzfunktion, die sich die Pflegenden zuschreiben, ist jedoch nicht zu vernachlässigen, dass belastete und aufgeregte Angehörige die Komplexität einer Situation erhöhen. Damit wird die Interaktion komplexer und anstrengender. Das gilt auch für Situationen, in denen Angehörige aktiv in die Begleitung einbezogen werden können. Dies passiert im Alltag selten und nur dort, wo dieser besonderen Anstrengung auch ein besonderer Rahmen eingeräumt wird, um den Ressourcenverbrauch zu legitimieren.

Im Kontext der pflegerischen Versorgung atemnötiger Patienten ist zu beobachten, dass die Pflegenden sehr variabel auf die jeweilige Situation reagieren. Sie versuchen, auch wenn das meistens nebenbei geschieht, die Patienten möglichst offen einzuschätzen und dabei keine vorgefertigten Erwartungen an deren Fähigkeiten und Zustand zu haben. Antipathie hat, nach ihren Aussagen, keine Bedeutung.

Die betrachteten Situationen stellen zunächst solche dar, die vor allem in dem Rahmen stattfinden, der vielfach als unmittelbarer pflegerischer Aufgabenbereich angesehen wird. Das ist zunächst nicht außergewöhnlich, sondern gilt für viele Situationen im Versorgungsalltag. In manchen Einrichtungen kommt es jedoch kaum zu pflegerischen Entscheidungssituationen bei Patienten mit Atemnot, da die Pflegenden diese Situationen nicht oder erst zu spät mitbekommen. Der Einsatz von Medikamenten wird wiederum dann gewählt, wenn die Pflegenden die Situation realisieren, aber nicht ausreichend Zeit haben, die Patienten pflegerisch zu versorgen.

Hinzu kommt, dass Pflegende sich oft in einem Rollenkonflikt befinden, der sich aus den verschiedenen Anforderungen ergibt, mit denen sie konfrontiert sind. Teil ihres Selbstverständnisses ist jedoch, diese Spannung auszuhalten und nicht auf die Patienten zu übertragen (v. Schayck 2000, Wettreck 2001, Höhmann 2016). In diesem Kontext entwickeln sie verschiedene Strategien, die ihnen ermöglichen die erwartete Rolle weiter durchzuführen, aber auch den eigenen Anspruch zu realisieren (Großklaus-Seidel 2002, Sperl 2002, Wettreck 2001). Der kurzzeitige Ausbruch aus der Rolle durch gemeinsame Raucherpausen oder das Schaffen einer familiären Atmosphäre im Team sind Beispiele dafür. Diese gelingen jedoch nur bis zu einem gewissen Belastungsgrad. Danach scheint eine Dekompensation einzusetzen, in deren Verlauf sich auch der Patientenkontakt verändert, abnimmt oder sogar ausbleibt. Die zuvor im Sinne der Patienten gestalteten Rahmen rücken zunehmend von ihnen weg, und Handlungsstränge werden so ausgerichtet, dass patientennahe Tätigkeiten nachgeordnet sind (Braun 2009).

Eine zentrale Bedingung dafür ist, dass die Organisationsstrukturen dieses Verhalten zulassen oder sogar fördern. In den teilnehmenden Beobachtungen wurde miterlebt, wie es mehrere parallel existierende Rahmen gab, von denen nur wenige dem angesprochenen zu erwartenden patientennahen Aufgabenbereich der Pflegenden zuzuordnen waren. Pflegenden drückten das als ständige Überlagerung oder Gleichzeitigkeit aus. Im Kontext der Einrichtungslogik fällt eine solche Umgewichtung des pflegerischen Aufgabenbereichs jedoch zunächst nicht negativ auf und ist unter Umständen als Restrukturierungsmaßnahme sogar gewollt. Diesen Aspekt erleben die Pflegenden als grundsätzlichen Konflikt zwischen eigenen beruflichen Ansprüchen und dem ökonomischen Ziel der Einrichtung, möglichst effizient viele Patienten in kurzer Zeit zu behandeln (Großklaus-Seidel 2002, Sperl 2002).

Insgesamt kann die Atemnotsituation mit dem pflegerischen Entscheidungshandeln als face-to-face Interaktion innerhalb einer situationalen Situation aufgefasst werden. Die Akteure nehmen sich gegenseitig wahr und gehen in eine zentrierte Interaktion. Das ist auch der Fall, wenn die Patienten selbst nicht aktiv und bewusst in das Geschehen eingreifen. Die Pflegenden verhalten sich kooperativ, wobei das keine Besonderheit ist, sondern eher als im pflegerischen Handeln angelegt betrachtet werden kann (Schnell, 2008, Wettreck 2001). Im Rahmen der Fürsorge für die jeweiligen Patienten wird die Interaktion, wenn sie begonnen wurde, versucht aufrecht zu halten. In der Regel kommt es jedoch nicht zu einer detaillierten gemeinsamen Entscheidungsfindung, wie sie von Légaré, mit dem Hinweis auf die ggf. einschränkende Orientierung an Patientenpräferenzen und Patientencharakteristika, beschrieben wird (Légaré 2008). Pflegende übernehmen viel mehr die Situationsrahmung. Dazu nutzen sie auch Täuschungen und Modulationen anderer Alltagssituationen. Vor allem bei präventiven Maßnahmen zur Belastungsvermeidung wird ihre Motivation selten offen dargelegt.

Literatur

Abernethy, A. & Wheeler, J. L. (2008). Total dyspnoea. *Curr Opin Support Palliat Care.*, 2(2), 110-113.

Aiken, L. H., Sloane, D. M., Bruyneel, L., Van den Heede, K., Griffiths, P.,

Busse, R. & Sermeus, W. (2014). *Nurse staffing and education and hospital mortality in nine European countries: a retrospective observational study.* Lancet, 383(9931), 1824-1830.

Akinci, A. C. & Olgun, N. (2011). The effectiveness of nurse-led, home-based pulmonary rehabilitation in patients with COPD in Turkey. *Rehabil Nurs*, 36(4), 159-165.

ATS (1999). Dyspnea. Mechanisms, Assessment, and Management: A Consensus Statement. *Am J Respir Crit Care Med*, 159(1), 321-340.

Autorenkollektiv. *Bürgerliches Gesetzbuch* (BGB). Online unter https://www.gesetze-im-internet.de/bgb/ (21.10.2016).

Bailey, C. (1995). Nursing as therapy in the management of breathlessness in lung cancer. *Eur J Cancer Care*, 4(4), 184-190.

Banning, M. (2008). A review of clinical decision making: models and current research. *J Clin Nurs.*, 17(2), 187-195.

Barnett, M. (2008). Nursing management of chronic obstructive pulmonary disease. *Br J Nurs*, 17(21), 1314-1318.

Baumbach, I. (2007). *Was erwartet der Gast von morgen?: Trends in Tourismus und Freizeitgestaltung und wie man sie rechtzeitig erkennt…* Redline Wirtschaft, Redline GmbH: Heidelberg.

Bausewein C., Booth S., Gysels M. & Higginson, I. J. (2008). Non-pharmacological interventions for breathlessness in advanced stages of malignant and non-malignant diseases Cochrane Database *Syst Rev* (2), CD005623

Beer, B. (2008). *Methoden ethnologischer Feldforschung.* 2. Auflage. Dietrich Reimer Verlag: Berlin.

Behrens, J. & Langer, G. (2004). *Evidence-based nursing. Vertrauensbildende Entzauberung der "Wissenschaft". Qualitative und quantitative Methoden bei täglichen Pflegeentscheidungen.* Hans Huber: Bern, Göttingen, Toronto, Seattle.

Benner, P. (1994). *Stufen zur Pflegekompetenz. From Novice to Expert.* Hans Huber: Bern.

Bobbert, M. (2002). *Patientenautonomie und Pflege. Begründung und Anwendung eines moralischen Rechts.* Campus: Frankfurt am Main (Dissertationsschrift).

Böhm, A. (2008). Theoretisches Codieren: Textanalyse in der Grounded Theory. In: Flick, U., Kardorff, v. E. & Steinke I. (2008). *Qualitative Forschung – Ein Handbuch.* Rowohlt: Reinbek bei Hamburg, 475-485.

Booth S., Moffat C., Burkin J., Galbraith S., Bausewein C. (2011). Nonpharmacological interventions for breathlessness. *Curr Opin Support Palliat Care.* 2011 Jun;5(2):77-86.

Booth S, Silvester S, Todd C (2003). Breathlessness in cancer and chronic obstructive pulmonary disease: using a qualitative approach to describe the experience of patients and carers. *Palliat Support Care.* 2003 Dec;1(4):337-44.

Bourdieu, P. (1992). *Die verborgenen Mechanismen der Macht*. VSA-Verlag: Hamburg.

Bourdieu, P., Ohnacker, E. & Schultheis, F. (Hrsg.) (2004). *Schwierige Interdisziplinarität. Zum Verhältnis von Soziologie und Geschichtswissenschaft*. Westfälisches Dampfboot: Münster.

Braun, B. (2009). Krankenhaus unter DRG-Bedingungen: Zwischen Ökonomisierung, Unwirtschaftlichkeit, Veränderungsresistenz und Desorganisation. In: Böckmann, R. (2009). *Gesundheitsversorgung zwischen Solidarität und Wettbewerb*. VS-Verlag: Wiesbaden, 117-140.

Breuer, F. (2010). *Reflexive Grounded Theory. Eine Einführung für die Forschungspraxis*. 2. Auflage. Wiesbaden: VS-Verlag.

Brown, D. J. (2006). Palliation of breathlessness. *Clinical Medicine*, 6(2), 133-136.

Buckholz, G., von Gunten, C. F. (2009). Nonpharmacological management of dyspnea. *Curr Opin Support Palliat Care*, 3(2), 98-102.

Bundeszentrale für politische Bildung (2016). *Homepage*. Online unter: http://www.bpb.de/izpb/8017/familie-konzeption-und-realitaet?p=all (16.10.2016).

Dederich, M. & Schnell, M. W. (Hrsg.) (2011). *Anerkennung und Gerechtigkeit in Heilpädagogik, Pflegewissenschaft und Medizin*, Transcript: Bielefeld.

Denzin, N. K. (1970). *The Research Act*. McGraw-Hill: New York.

Deutscher Ethikrat (2016). *Patientenwohl als ethischer Maßstab für das Krankenhaus*. Stellungnahme. Online unter: http://www.ethikrat.org/publikationen/stellungnahmen/patientenwohl-als-ethischer-massstab-fuer-das-krankenhaus (28.08.2016).

Dörner, K. (2001). Für eine Auflösung der Heime. *Dr. med. Mabuse* 133, 22–29.

Dresing, T. & Pehl, T. (2013). *Praxisbuch Interview, Transkription & Analyse*. Eigenverlag: Marburg.

Dunger, C. & Schnell, M. W. (2012). Pflegerische Entscheidungen am Lebensende. Professionell Pflegende zum Einsatz komplementärpflegerischer Maßnahmen am Lebensende. *Pflegezeitschrift*, 65(3), 170-175.

Dunger, C. (2011). *Pflegerische Entscheidungsfindung zum Einsatz komplementärpflegerischer Maßnahmen bei Patienten mit Atemnot am Lebensende*. Masterarbeit an der Universität Witten/ Herdecke.

Dunger C., Bausewein C., Schnell M.W. (2017). Die Methode der Beobachtungen als forschungsethische Herausforderung – Rekrutierung und Zugang am Beispiel einer Studie zu Einflussfaktoren auf die pflegerische Entscheidungsfindung. *Pflege und Gesellschaft* (3), 231 – 248.

Fellowes, D., Barnes, K., Wilkinson, S. S. (2008). Aromatherapy and massage for symptom relief in patients with cancer. *Cochrane Database Syst Rev*(4), CD002287.

Fielding, N. & Fielding, J. (1986). *Linking data: Qualitative research Methods*. 4. Auflage. Sage Publications: London

Flick, U. (1999). *Qualitative Forschung. Theorie, Methoden, Anwendung in Psychologie und Sozialwissenschaften*. Rowohlt Taschenbuch Verlag: Reinbek bei Hamburg.

Flick, U., Kardorff, v. E. & Steinke I. (2008). *Qualitative Forschung – Ein Handbuch*. Rowohlt: Reinbek bei Hamburg

Franke, K. & Wald, A. (2006). Möglichkeiten der Triangulation quantitativer und qualitativer Methoden in der Netzwerkanalyse. In: Rehberg, K.-S., Deutsche Gesellschaft für Soziologie (DGS) (2006). *Soziale Ungleichheit, kulturelle Unterschiede: Verhandlungen des 32. Kongresses der Deutschen Gesellschaft für Soziologie in München*. Teilband 1 und 2. Campus Verlag: Frankfurt am Main, 153-175.

Gehring, M., Kean S., Hackmann M. & Büscher A. (2002). *Familienbezogene Pflege*. Hans Huber: Bern.

Glaser, Barney G, Strauss, Anselm (2010). *Grounded Theory, Strategien qualitativer Forschung*, 3. Auflage, Hans Huber Verlag.

Goethals, S., Gastmans, C. & Dierckx de Casterle, B. (2010). Nurses' ethical reasoning and behaviour: a literature review. *Int J Nurs Stud*, 47(5), 635-650.

Goffman, E. (1971). *Interaktionsrituale. Über Verhalten in direkter Kommunikation*. Suhrkamp: Frankfurt am Main.

Goffman, E. (1980). *Rahmen Analyse. Ein Versuch über die Organisation von Alltagserfahrungen*. Suhrkamp: Frankfurt am Main. 2014.

Goffman, E. (1983). The interaction order. In: *American Sociological Review*, 48(1),17.

Goffman, E. (2003). *Wir alle spielen Theater. Die Selbstdarstellung im Alltag*.Piper: München.

Goffman, E. (2015). *Asyle. Über die soziale Situation psychiatrischer Patienten und anderer Insassen*. Suhrkamp: Frankfurt am Main.

Großklaus-Seidel, M. (2002). *Ethik im Pflegealltag. Wie Pflegekräfte ihr Handeln reflektieren und begründen können*. Kohlhammer: Stuttgart.

Heusser, P., Braun, S.B., Bertschy, M., Burkhard, R., Ziegler, R., Helwig, S., van Wegberg, B. & Cerny, T. (2006). Palliative in-patient cancer treatment in an anthroposophic hospital: II. Quality. *Forsch Komplementmed.*, 13(3), 156-166.

Höhmann, U., Lautenschläger, M. & Schwarz, L. (2016). Belastungen im Pflegeberuf: Bedingungsfaktoren, Folgen und Desiderate. In: Jacobs, K., Kuhlmey, A., Greß, S. & Schwinger, A. (Hrsg.): *Pflege-Report 2016 - Die Pflegenden im Fokus*. Schattauer: Stuttgart, 73-89.

Jellington, M. O., Overgaard, D. & Sorensen, E. E. (2016). *Manoeuvring along the edge of breathlessness: an ethnographic case study of two nurses*. BMC Nurs, 15:27.

Jensen, A. L., Vedelo, T. W. & Lomborg, K. (2013). A patient-centred approach to assisted personal body care for patients hospitalised with chronic obstructive pulmonary disease. *J Clin Nurs*, 22(7-8), 1005-1015.

Jerpseth, H., Dahl, V., Nortvedt, P. & Halvorsen, K. (2016). Nurses' role and care practices in decision-making regarding artificial ventilation in late stage pulmonary disease. *Nurs Ethics*, 1-12.

Jost, L. & Margulies, A. (2010). Atemnot. In: Margulies, A., Kroner, T., Gaisser, A. & Bachmann-Mettler, I. (Hrsg.) (2010). *Onkologische Krankenpflege*. Springer: Wiesbaden, 341-350.

Kawulich, B. B. (2005). Participant Observation as a Data Collection Method. *Forum Qualitative Sozialforschung*, 6(2):43.

Kelle, U. & Kluge, S. (2010): *Vom Einzelfall zum Typus. Fallvergleich und Fallkontrastierung in der qualitativen Sozialforschung*. 2. Auflage. VS-Verlag: Wiesbaden.

Kersting, K. (2013). *„Coolout“ in der Pflege. Eine Studie zur moralischen Desensibilisierung*. Mabuse-Verlag: Frankfurt am Main.

Kutner, J., Smith, M. C., Corbin, L., Hemphill, L., Benton, K., Mellis, B. K., Beaty, B., Felton, S., Yamashita, T. E., Bryant, L. l. & Fairclough, D. L. (2008). Massage therapy versus simple touch to improve pain and mood in patients with advanced cancer: a randomized trial. *Ann Intern Med.*, 149(6), 369-379.

Kyle, G. (2006). Evaluating the effectiveness of aromatherapy in reducing levels of anxiety in palliative care patients. *Complement Ther Clin Pract.*, 12(2), 148-155.

Lake, S. E., Moss, C. & Duke, J. (2009). Nursing prioritization of the patient need for care: A tacit knowledge embedded in the clinical decision-making literature. *Int J Nurs Pract*, 15(5), 376-388.

Länderinstitut für Bienenkunde (2016). *Homepage*. Online unter: https://www2.hu-berlin.de/bienenkunde/index.php?id=114 (16.10.2016)

Layer, M. (2010). Wickel aktivieren Selbstpflegekräfte. *Pflegen: palliativ*, 7, 20-23.

Légaré, F., Stacey, D., Pouliot, S., Gauvin, F. P., Desroches, S., Kryworuchko, J. & Graham, I. D. (2011). Interprofessionalism and shared decision-making in primary care: a stepwise approach towards a new model. *J Interprof Care*, 25(1), 18-25.

Leitlinienprogramm Onkologie (Deutsche Krebsgesellschaft, Deutsche Krebshilfe, AWMF): *Palliativmedizin für Patienten mit einer nicht heilbaren Krebserkrankung*, Langversion 1.1, 2015, AWMF-Registernummer: 128/001OL. Online unter: http://leitlinienprogrammonkologie.de/Palliativmedizin.80.0.html (21.10.2016)

Lektorat Pflege & Menche, N. (Hrsg.) (2014). *Pflege Heute: mit www.pflegeheute.de – Zugang*. Urban & Fischer Verlag/Elsevier GmbH: München.

Lomborg, K. & Kirkevold, M. (2005b). Curtailing: handling the complexity of body care in people hospitalized with severe COPD. *Scand J Caring Sci*, 19(2), 148-156.

Lomborg, K., Bjorn, A., Dahl, R. & Kirkevold, M. (2005a). Body care experienced by people hospitalized with severe respiratory disease. *J Adv Nurs*, 50(3), 262-271.

Lüders, C. (2008): „Beobachten im Feld der Ethnographie“. In: Flick, U., Kardorff, v. E. & Steinke I. (2008). *Qualitative Forschung - Ein Handbuch*. Rowohlt: Reinbek bei Hamburg, 384-402.

Makoul, G. & Clayman, M. L. (2006). An integrative model of shared decision making in medical encounters. *Patient Educ Couns,* 60(3), 301-312.

Marciniuk, D. D., Goodridge, D., Hernandez, P., Rocker, G., Balter, M., Bailey, P. et al. (Canadian Thoracic Society) (2011). Managing dyspnea in patients with advanced chronic obstructive pulmonary disease: a Canadian Thoracic Society clinical practice guideline. *Can Respir J*, 18(2), 69-78.

Mauss, M. (2013). *Handbuch Ethnographie*. Wilhelm Fink: München.

Morse, J. M. & Field, P. A. (1998). *Qualitative Pflegeforschung. Anwendung qualitativer Ansätze in der Pflege*. Ullstein Medical: Berlin, Wiesbaden.

Müller-Staub, M. & Stuker-Studer U. (2006). Klinische Entscheidungsfindung: Förderung des kritischen Denkens im pflegediagnostischen Prozess durch Fallbesprechungen. *Pflege* 5(06), 281-286.

O'Rourke, M. E. (2007). Clinical dilemma: dyspnea. *Semin Oncol Nurs*, 23(3), 225-231.

Ostermann T., Bornhöft, G., Büssing, A., Matthiessen P.F. (2007). The oil-dispersion bath – A systematric literature review. *Complement Ther*, 12(s1):38.

Palm, L. (2010). *Sterben lernen. Eine Dramaturgie des Sterbens im Hospiz*. Bachelorthesis an der Zeppelin University. Online unter https://www.google.de/url?sa=

t&rct=j&q=&esrc=s&source=web&cd=1&ved=0ahKEwizYvt2PDPAhVKK8AKHVV5C2MQFggcMAA&url=https%3A%2F%2Fwww.zu.de%2Finfo-wAssets%2Fforschung%2Fdokumente%2Fzuwuerfe%2FCCM_BA_PALM_FINAL.pdf&usg=AFQjCNFIDezBGb54J7pnsPDHrnhTGxs5kA&bvm=bv.136593572,d.ZGg&cad=rja (23.10.2016).

Pohlmann, M. (2006). Die Pflegende-Patienten-Beziehung. Ergebnisse einer Untersuchung zur Beziehung zwischen Patienten und beruflich Pflegenden im Krankenhaus. *Pflege*, 19(3), 156-162.

Provis, C. & Stack, S. (2004). Caring work, personal obligation and collective responsibility. *Nurs Ethics*, 11(1), 5-14.

Registered Nurses' Association of Ontario (RNAO) (2005). *Nursing Best Practice Guideline. Nursing Care of Dyspnea: The 6th Vital Sign in Individuals with Chronic Obstructive Pulmonary Disease Long-Term Care Best Practices Initiative*. Ontario.

Remmers, H. (2000). *Pflegerisches Handeln. Wissenschafts- und Ethikdiskurse zur Konturierung der Pflegewissenschaft*. Hans Huber: Bern.

Riegler, U. (2010). *Die Bedeutung der Aromapflege in der Palliative Care mit Schwerpunktsetzung schmerz- und angstlindernde Maßnahmen*. Magisterarbeit an der Universität Wien.

Robinson, J. H., Callister, L. C., Berry, J. A. & Dearing, K. A. (2008). Patient-centered care and adherence: definitions and applications to improve outcomes. *J Am Acad Nurse Pract*, 20(12), 600-607.

Schewior-Popp, S. (Hrsg.), Sitzmann, F. (Hrsg.), Ullrich, L. (Hrsg.) & Bartholomeyczik, S. (2012). *Thiemes Pflege (große Ausgabe): Das Lehrbuch für Pflegende in Ausbildung*. Thieme: Stuttgart.

Schnell, M. W. (2008). *Ethik als Schutzbereich. Kurzlehrbuch für Pflege, Medizin und Philosophie*. Hans Huber: Bern.

Schnell, M. W. (2009). *Patientenverfügung. Begleitung am Lebensende im Zeichen des verfügten Patientenwillens – Kurzlehrbuch für die Palliative Care*. Hans Huber: Bern.

Schnell, M. W., Schneider, W. & Kolbe, H. (2014). *Sterbewelten. Eine Ethnographie*. Wiesbaden: VS-Verlag.

Schnell, M. W., Schulz, C., Heller, A. & Dunger, C. (2015). *Palliative Care und Hospiz. Eine Grounded Theory*. Springer: Wiesbaden.

Schroeter, K.R. (2008). Pflege in Figurationen – ein theoriegeleiteter Zugang zum ‚sozialen Feld der Pflege'. In: Gebauer, H.-U. & Büscher, A. (2008). *Soziale Ungleichheit und Pflege*. Springer: Wiesbaden, 49 – 77.

Schütze, F. (1983). Biografieforschung und narratives Interview. *Neue Praxis*, 13(3), 283-293.

Seiffert, H. & Radnitzky, G. (1992). *Handlexikon zur Wissenschaftstheorie*. Dtv Wissenschaft: München.

Simon, S. T., Altfelder, N., Voltz, R. & Gaertner, J. (2012). Therapie der refraktären Atemnot bei Patienten mit fortgeschrittenen Erkrankungen – Evidence-based update für den klinischen Alltag. *Ther Umsch*, 69(2), 93-97.

Simon, S. T., Higginson, I. J., Benalia, H., Gysels, M., Murtagh, F. E., Spicer, J. & Bausewein, C. (2013a). Episodes of breathlessness: types and patterns – a qualitative study exploring experiences of patients with advanced diseases. *Palliat Med*, 27(6), 524-532.

Simon, S. T., Higginson, I. J., Benalia, H., Gysels, M., Murtagh, F. E., Spicer, J. & Bausewein, C. (2013b). Episodic and continuous breathlessness: a new categorization of breathlessness. *J Pain Symptom Manage*, 45(6), 1019-1029.

Simon, S. T & Bausewein, C. (2014). Atemnot. In: Schnell, M.W. & Schulz, C. (2014). *Basiswissen: Palliativmedizin*. Berlin: Springer, S. 91-93.

Sperl, D. (2002). *Ethik der Pflege. Verantwortetes Denken und Handeln in der Pflegepraxis*. Kohlhammer: Stuttgart.

Steinke, I. (2008), Gütekriterien qualitativer Forschung. In: Flick, U., Kardorff, v. E. & Steinke I. (2008). *Qualitative Forschung - Ein Handbuch*. Rowohlt: Reinbek bei Hamburg, S. 319-331.

Strauss, A. L., Corbin, J. (1996). *Grounded Theory: Grundlagen Qualitativer Sozialforschung*. Beltz: Weinheim.

Strübing, J. (2008). *Grounded Theory - Zur sozialtheoretischen und epistemiologischen Fundierung des Verfahrens der empirisch begründeten Theoriebildung*. 2. Auflage. VS-Verlag: Wiesbaden.

Thompson, C., Dalgleish, L., Bucknall, T., Estabrooks, C., Hutchinson, A. M., Fraser, K. & Saunders, J. (2008). The effects of time pressure and experience on nurses' risk assessment decisions: a signal detection analysis. *Nurs Res*, 57(5), 302-311.

Thompson, C., McCaughan, D., Cullum, N., Sheldon, T. A., Mulhall, A. & Thompson, D. R. (2001). Research information in nurses' clinical decision-making: what is useful? *J Adv Nurs*, 36(3), 376-388.

Traynor, M., Boland, M. & Buus, N. (2010). Autonomy, evidence and intuition: nurses and decision-making. *J Adv Nurs*, 66(7), 1584-1591.

Ulmer, E. M., Höhmann, U., Linhart, M., Kohan, D. & Saller, R. (2001). Der Einsatz von interaktionsintensiven pflegetherapeutischen Maßnahmen und von «Hausmitteln» in der Pflege. *Pflege*, 14(3), 191-205.

van Schayck, A. (2000). *Ethisch handeln und entscheiden*. Kohlhammer: Stuttgart, Berlin, Köln.

Vogd, W. (2004). Ärztliche Entscheidungsfindung im Krankenhaus. Komplexe Fallproblematiken im Spannungsfeld von Patienteninteressen und administrativ-organisatorischen Bedingungen. *Zeitschrift für Soziologie*, 33(1),26-47.

von Clausewitz, C. (2013). *Vom Kriege*. 20. Auflage. Rowohlt: Reinbek bei Hamburg.

Watson, S., Watson, S. (1997). The effects of massage: an holistic approach to care. *Nurs Stand.,* 11(47), 45-47.

Webb, E. J., Campbell, D. T., Schwartz, R. D. & Sechrest, L. (1966). *Unobtrusive measures: Non-reactive research in the social sciences*. Chicago: Rand McNally.

Wenzel, C. (2015) Heil sterben. Zur Bedeutung alternativer und komplementärer Ansätze für eine Versorgung Sterbender in Hospizarbeit und Palliative Care. In: Schnell, M. W., Schulz, C., Heller, A. & Dunger, C. (2015). *Pallative Care und Hospiz. Eine Grounded Theory*. Springer: Wiesbaden, S. 75-174.

Wettreck, R. (2001). *„Am Bett ist alles anders" – Perspektiven professioneller Pflegeethik*. LIT-Verlag: Münster, Hamburg, London.

Wilkinson S. M., Love, S. B., Westcombe, A. M., Gambles, M. A., Burgess, C. C., Cargill, A., Young, T., Mahler, E. J. & Ramirez, A. J. (2007). Effectiveness of aromatherapy massage in the management of anxiety and depression. *J Clin Oncol.*, 25(5), 532-539.

Williams, A.M. & Irurita, V.F. (2004). Therapeutic and non-therapeutic interpersonal interactions: the patient's perspective. *J Clin Nurs*., 13(7):806-15.

Witzel, A. (2000). *The Problem-centered Interview*. 2000, 1(1).

Wright, L. M. & Leahey, M. (2014). *Familienzentrierte Pflege. Lehrbuch für Familien-Assessment und Interventionen*. 2. Auflage. Hans Huber: Bern.

Yoos, H. L., Kitzman, H., McMullen, A., Sidora-Arcoleo, K. & Anson, E. (2005). The language of breathlessness: do families and health care providers speak the same language when describing asthma symptoms? *J Pediatr Health Care*, 19(4), 197-205.

Anhang

Auswertungsmaterialien

Analyseschritt 2: Leitperspektive und konzeptuelle Bezugssysteme bilden

a) Organisationsprinzipien identifizieren

Bezeichnung (gesamte Beobachtung oder spezielle Sequenz):

Allgemeine Beschreibung:

Titel/ Thema:

Fragekatalog zum Anlegen und Prüfen theoretischer Konstrukte (gesamte Beobachtung oder spezielle Sequenz)

In welchem Setting finden die Handlungen statt?

Welcher primärer Rahmen liegt vor?

Welcher Art ist der primäre Rahmen/ sind die primären Rahmen?

□ *Raum-zeitlich/zeremoniell*
(Beschreibung):

□ *Gesichts-/ Gesprächsrahmen:*

Wird der Inhalt verstanden? □ ja □ nein

Handelt es sich um ein Gespräch oder um eine Informationsgabe?

Werden Indexausdrücke/ gestalterische Erkennungszeichen eingesetzt?
□ ja □ nein
Welche?

□ *Geschlechtsrahmen*

Gibt es Zuweisungsakte? □ ja □ nein
(Begründung):

□ Sonstige:

Sind Anfangs-/ Schlusszeichen erkennbar?

□ ja □ nein
(Begründung):
bspw. innere und äußere Klammern; Konventionen und Rituale

Verstehen alle Beteiligten den Rahmen und die Handlungen gleich?

□ ja (Wie?)

□ nein (*Fragen zu Fehlrahmungen beantworten!)*

Was scheint die eigentlich gewollte Normalität zu sein?

Wird davon abgewichen?

□ ja □ nein

(Begründung):

<u>Fragekatalog zu Fehlrahmungen (gesamte Beobachtung oder spezielle Sequenz)</u>

Liegt ein Rahmenirrtum vor?

□ ja □ nein

(Begründung):

Liegen Rahmenstreitigkeiten vor?

□ ja □ nein

(Begründung):

Wird eine Klärung auf der Ebene des Rahmens angestrebt?

□ ja □ nein

(Begründung):

Liegt ein Rahmenbruch vor?

□ ja □ nein

(Begründung):

Welche normativen Erwartungen und Klammerungen machen den Rahmen aus?

Gibt es ein (relevantes) Verhalten außerhalb des Rahmens?

□ ja □ nein

(Beschreibung:)

b) Analogien als Leitperspektiven beschreiben

Strukturierte Beschreibung der eingenommenen Leitperspektiven

Perspektive / Dimension		1: ______	2: ______
Was Handlung, Interaktion			
Wann **Wie lange** Zeitlichkeit, Klammerungen			
Wo Räumlichkeit			
Mit wem Rollen der Akteure, die Rollentrennung und das Rollenverhalten			
Wozu Ziele, angenommene/ -gestrebte Normalität			
Warum Eingebundenheit/ Totalität der Perspektive, (alternative)			
Wie Handlungsstränge Regeln und deren Durchsetzung			
In den Einrichtungen erkennbar	**Einrichtung 1:** ______		
	Einrichtung 2: ______		
	Einrichtung 3: ______		

Analyseschritt 3: Klassifikation und Typenbildung

Beobachtung:
Titel:

Klassifikation/ Typenbildung	**Fragen an das Datenmaterial (Beobachtungsprotokolle)**
	Zeigen sich wiederkehrende Handlungsmuster in einer Einrichtung?
	____
	____
	____
	____
	____
	Was wird besonders häufig gemacht?
	____
	____
bezogen auf Sequenzanalyse	____
	____
	____
	____
	Gibt es immer wieder auftretende Abläufe oder Prioritätensetzungen?
	____
	____
	____
	____
	____
	____

Was wird nicht gemacht?

____
____
____
____
____
____

Treten besondere Situationen auf, die als Sequenzen nochmals fokussiert betrachtet werden müssen?

____
____
____
____
____

Typische/ charakterisierende Situationen (ggf. in den Protokollen farblich markiert)

____
____
____
____
____
____

Kommt es zu Überlagerungen und/ oder Abwechslungen von Rahmen?
Wann?

____
____
____
____

	Geben die Handlungen darüber Aufschluss, wie eine Situation verstanden wird, d.h. welche Rahmung besteht? Wo und wie? ________ ________ ________ ________ ________
bezogen auf Leitperspektiven und konzeptuelle Bezugssysteme	Welche Organisationsprinzipien lassen sich in den allgemeinen Beobachtungen und in den besonderen Sequenzen identifizieren? (siehe *Fragenkataloge*) ________ ________ ________ ________ ________ Lassen sich im Datenmaterial besondere Perspektiven identifizieren, die als vorläufige Leitperspektiven dienen können? (siehe *Strukturierte Beschreibung der eingenommenen Leitperspektiven*) ________ ________ ________ ________ ________

Fragen an das Material (Beobachtungsprotokolle)

Klassifikation/ Typenbildung

Fragen an das Datenmaterial (alle Beobachtungen)
- Zusammentragen der ausgearbeiteten *Fragen an das Material (Beobachtungsprotokolle)*

Gibt es Gemeinsamkeiten/ *Unterschiede* in den wiederkehrenden Handlungsmustern?

____
____
____
____
____

bezogen auf Sequenzanalyse

Innerhalb der Einrichtungen:

____
____
____
____
____
____

Zwischen den Einrichtungen:

____
____
____
____
____
____

Gibt es Gemeinsamkeiten/ *Unterschiede* in den besonderen Situationen?

Gibt es Gemeinsamkeiten/ *Unterschiede* in den Handlungen und Rahmungen?

bezogen auf konzeptuelle Bezugssysteme (siehe auch *Fragenkataloge*)

Innerhalb der Einrichtungen:

Zwischen den Einrichtungen:

Unterscheiden sich die identifizierten Organisationsprinzipien der allgemeinen Beobachtungen und/oder besonderen Sequenzen? Wie?

Innerhalb der Einrichtungen:

Zwischen den Einrichtungen:

	Welche Aspekte der Beobachtungen werden durch die vorläufigen Leitperspektiven ein/ ausgeschlossen? Welche gemeinsamen Organisationsprinzipien ergeben sich daraus?
bezogen auf Leitperspektiven (siehe auch *Strukturierte Beschreibung der eingenommenen Leitperspektiven*)	__________ __________ __________ __________ __________ Innerhalb der Einrichtungen: __________ __________ __________ __________ __________ __________ Zwischen den Einrichtungen: __________ __________ __________ __________ __________ __________

Fragen an das Material (alle Beobachtungen)

4 Goffmans interaktionstheoretische Arbeit – eine kommentierte Literaturliste

Christine Dunger

Da es zu der in diesem Band vorgestellten Methodik keine weiterführende Literatur gibt, soll in diesem Kapitel Literatur vorgestellt werden, die sich mit ihren theoretischen Grundlagen beschäftigt, d.h. mit Erving Goffman und seinem interaktionstheoretischen Ansatz selbst.

Goffman, geboren 1922 in Manville und 1982 in Philadelphia verstorben, absolvierte sein Studium der Soziologie in Toronto und Chicago. Nach Forschungsaufenthalten und -projekten in Schottland und auf den Shetlandinseln, beendete er 1953 seine Dissertation in Chicago. Diese, durch Anselm Strauss begleitete, Arbeit knüpfte an seine vorherigen Studien an und trägt den Titel „Communication conduct in an island community". Er hatte unter anderem Professuren in Berkeley und Pennsylvania inne, bevor er 1981 Präsident der American Sociological Association (ASA) wurde.

Seine Arbeiten sind in der Soziologie und in anderen wissenschaftlichen Fachdisziplinen wohlbekannt. Im wissenschaftlichen Diskurs werden Goffmans Konzepte kritisch betrachtet und, wenngleich viele einzelne Konzepte in anderen Modellen und Theorien auftauchen, oftmals kontrovers diskutiert. Dennoch rekurrieren Wissenschaftler aus der Soziologie, der Pädagogik und aus Bereichen wie der Organisations- oder Diskursforschung immer wieder auf seine Überlegungen.

Auch in der Medizin und Pflegewissenschaft gibt es einige Studien, die untersuchen, inwieweit Merkmale totaler Institutionen, die Goffman in seinem Werk „Asyle" von 1961 darlegte, in Einrichtungen des Gesundheitswesens zu finden sind. Die Studie „Fremde Welt Pflegeheim" (Koch-Straube 2002) ist hier beispielhaft zu nennen. Koch-Straube untersucht mittels teilnehmender Beobachtungen die Lebenswelt des Seniorenheims und beschreibt den dort gelebten Alltag. Dabei stellt sie auch Charakteristika totaler Institutionen heraus und problematisiert diese in Bezug auf die niedrige Versorgungs- und Lebensqualität der Bewohner, wie auf die Arbeitszufriedenheit der Mitarbeiterinnen. Auch in der Betrachtung von Hospizen kommen vergleichbare Organisationsstrukturen und Charakteristika zum Vorschein, obgleich das Ergebnis zunächst ein vollkommen anderes ist, d.h. eine hohe Zufriedenheit der Betroffenen und Akteure wird deutlich (Palm 2000).

M. W. Schnell et al. (Hrsg.), *Pflege bei Atemnot am Lebensende*, Palliative Care und Forschung, https://doi.org/10.1007/978-3-658-24172-8_4

Goffmans Konzepte werden in Diskussion immer wieder als Argumentationsgrundlage genutzt und sind, wenn auch oftmals unbewusst, sogar im alltäglichen Sprachgebrauch bekannt. Sie haben so seit längerem Eingang in unseren Alltag gefunden und prägen, zusammen mit anderen theoretisch begründeten Annahmen, unser Verständnis von sozialen Interaktionen, Beziehungen und Organisationsformen. Diese Zugänglichkeit ist sicher seiner eher ironischen und populärwissenschaftlich wirkenden Schreibweise zuzurechnen.

In die Auswahl der in diesem Kapitel vorgestellten Bücher wurde keine Literatur aufgenommen, die nur Aspekte von Goffmans Schaffen berücksichtigt oder diese im Kontext eigener Studien aufgreift. Ebenso wurde darauf verzichtet, allgemeine Lehrbücher zur Darstellung soziologischer Theorien oder bereits oft besprochene, rezipierende Darstellungen aufzugreifen. Die nun vorgestellten drei Monographien beschäftigen sich mit Goffman, seinen Forschungen und seinen interaktionstheoretischen Arbeiten.

Die ersten beiden stellen keine reine Aufarbeitung seiner Konzepte dar, versuchen diese jedoch zu ordnen und in einen (besser) verständlichen Kontext zu bringen. Damit richten sie sich an Leser, die sich mit Goffman neu auseinandersetzen möchten und dienen der weiteren Einarbeitung in sein Werk. Das dritte und neueste Buch dient ebenfalls dem tieferen Verständnis von Goffmans Arbeiten und greift seine Konzepte und Begriffe auf. Es geht in seiner Auseinandersetzung jedoch einen anderen Weg, als die ordnende Darstellung der vorherigen.

Robert Hettlage, Karl. Lenz (1991). Erving Goffman. Ein soziologischer Klassiker der zweiten Generation, UTB für Wissenschaft, 470 Seiten.
Das 1991 erschienene Buch ist eines der Standardeinführungen zu Erving Goffman und seinem Schaffen und untersucht in drei Abschnitten sein „Theorieprogramm“ (erster Teil), dessen Verhältnis zu anderen Theorien (zweiter Teil) und die Reichweite von Goffmans Theorien (als Theorievergleich in Teil drei). Der vierte Teil besteht aus einer ausführlichen Bibliographie, die Goffmans eigene Texte und ihre Übersetzungen, wie auch Literatur über sie beinhaltet. Den drei Abschnitten vorgelagert ist eine Vorstellung Goffmans im Rahmen seines wissenschaftlichen Wirkens.

Damit gibt das Buch eine gute Übersicht über Konzepte und deren Zusammenhänge in Goffmans Theorieprogramm, wie seine Art der Entwicklung, Darstellung und Verwendung theoretischer Inhalte von den Autoren genannt wird. Ein zentraler Aspekt dabei ist die Betrachtung seiner Arbeitsweise (Lenz verweist bspw. auf wichtige Strategien, die Goffman ermöglichten Regelstrukturen sozialer Situationen zu identifizieren, S. 56ff), die auch mit der Darstellung zentraler Konzepte aus seinem Werk verbunden ist. Dieses wird letztlich unter der

Perspektive der Rahmenanalyse, d.h. in einer Art Rückschau, beschrieben und geordnet.

Die Theorievergleiche im zweiten Teil des Buches beziehen Lebensweltanalyse, Ethnomethodologie und Strukturalismus ein. Dabei werden immer wieder Verbindungen deutlich. Ebenso zeigen sich aber viele auf Missverständnissen beruhende Kritikpunkte bekannter Soziologen und Philosophen, die durch Goffmans Arbeitsweise und Sprache mindestens begünstigt wurden, und Zuordnungen, denen sich Goffman stets versuchte zu widersetzen. Diese ausführliche Auseinandersetzung ist vor allem im Sinne einer vertiefenden methodologischen und wissenschaftshistorischen Perspektive interessant und wird mit einer kurzen zusammenfassenden „Bilanz" (S. 293f) abgeschlossen.

Der dritte Teil des Buches ergänzt einerseits praktische Implikationen von Goffmans Arbeit, vollzieht gleichzeitig aber auch eine kritische Würdigung, die im selben Atemzug nochmals Missverständnisse der Rezeption Goffmans bespricht. Insgesamt aus einer positiven, Goffman befürwortenden Perspektive geschrieben, gelingt es so dennoch, kritische Aspekte seines Wirkens aufzunehmen und ihnen einen – auch für Neulinge – verständlichen Kontext zu verleihen. Damit werden erstens Konzepte und Theorieprogramm eingeführt und zweitens anschlussfähige Diskussionspunkte transportiert.

Jürgen Raab (2014). Erving Goffman (Klassiker der Wissenssoziologie), UVK Verlag; Auflage: 2, 160 Seiten.
Das 2008 in der Erstauflage erschienene Buch ist als „Einladung und Hinführung zu den Schriften Erving Goffmans" (S. 9) zu verstehen. Es soll also die Lektüre seiner Arbeiten nicht ersetzen, sie aber verständlicher gestalten. Aus diesem Grund wird auf eine umfassende theorievergleichende Diskussion verzichtet und auch nicht ein Werk Goffmans besonders berücksichtigt bzw. in den Vordergrund gestellt.

Raab fokussiert Goffmans Forschungsprogramm, die Interaktionsordnung, und nutzt in diesem Kontext den Begriff der „Soziologie der Interaktionsordnung" (S. 10), um es zu beschreiben. Dieses generelle, Goffman stets leitende Thema, ordnet er in Kapitel 2 unterschiedlichen Prägungen und Einflüssen zu, die Goffman aufnahm (Durkheim, Simmel, Park), von denen er sich jedoch teilweise auch abgrenzte. In Kapitel 3 findet schließlich eine Auseinandersetzung mit Goffmans Forschungsarbeiten statt, die auch eine systematische, immer wieder mit Zitaten durchzogene Darstellung seiner analytischen Arbeitsschritte beinhaltet. Die beiden folgenden Kapitel vertiefen die durch Goffman entwickelten Grundkonzepte, deren Stichworte Rolle, Identität, Institution, Rituale und Rahmen lauten. Ausgehend von der Bestimmung sozialer Situationen werden das Selbst und interaktive Alltagsrituale beschrieben. Auch eine Vertiefung der

Theatermetapher und des damit verbundenen Rollen-Konzepts findet sich, bevor schließlich Normalität und Rahmungen beschrieben und verschiedene Rahmen differenziert werden. Interessant ist hierbei, dass diese Konzepte als miteinander verbunden dargestellt werden, ohne eine scheinbar zentrale Perspektive einzunehmen. Das trägt einerseits zur zunehmenden Komplexität bei, ermöglicht jedoch auch ein Nachvollziehen möglicher Verbindungen.

Im letzten Kapitel werden Rezeption und Wirkung Goffmans kurz thematisiert, bevor eine Übersicht über seine Schriften folgt. Eine interessante Ergänzung ist die „Zeittafel" (S. 149), die Goffmans Biographie als Lebenslauf mit kurzen ergänzenden Informationen darstellt.

Das Buch ist, trotz der dargestellten komplexen Konzepte und vieler verschiedener kurz aufgegriffener prägender Theorien, verständlich geschrieben. Es eignet sich gut zur Einführung in die Auseinandersetzung mit Goffmans Originalwerken, ist aber nicht als richtungsweisend für eigene Interpretationen zu nutzen.

Michael Dellwing (2015). Zur Aktualität von Erving Goffman (Aktuelle und klassische Sozial- und Kulturwissenschaftlerinnen), Springer VS, 244 Seiten

Das Buch „Zur Aktualität von Erving Goffman" entstammt der Buchreihe „Aktuelle und klassische Sozial- und Kulturwissenschaftlerinnen". Direkt nach einer kurzen, die eingenommene Perspektive klärenden Einleitung, folgt Goffmans Lebens- und Wirkungsgeschichte, die, dank neuerer Nachforschungen im „Erving Goffman Archive", umfangreicher dargestellt werden kann als in bisherigen Veröffentlichungen. Nach dieser recht persönlichen Vorstellung Goffmans, widmet sich das Buch seinem zentralen Forschungsfeld. Face-to-face-Interaktionen und deren Erforschung sowie Analyse werden dargestellt, wobei auch Goffmans eigene wissenschaftliche Praxis thematisiert wird. Dellwing nutzt den Begriff der „Flaneurethnographie" (S. 46ff) und beschreibt, warum diese methodisch sinnvoll begründet und umgesetzt werden kann.

Es zeigt sich als wesentlicher Ansatzpunkt des Buches, dass dessen Ziel nicht die Wiederholung und Ordnung ist, sondern vielmehr ein Weiterdenken von Goffmans Denken ausmacht. Dellwing formuliert: „Wenn Goffman aktuell bleiben soll, muss seine Arbeit fortgeführt, nicht an sie erinnert werden" (S. 5). In den folgenden Kapiteln, die

- Goffmans Konzepte und Analysen des Alltagshandelns aufgreifen (Kapitel 4-6),
- sein Hauptforschungsfeld, die Psychiatrie genauer betrachten (Kapitel 7) und schließlich
- aus seinem Werk fortgeführte Arbeiten thematisieren (Kapitel 8),

wird dieser Anspruch auf zweierlei Wiese umgesetzt. Zunächst nutzt Dellwing eine ähnlich flanierende Sprach- und Argumentationsweise wie sie Goffman verwendete. Zum anderen wiederholt er nicht die bereits bekannten Konzepte, sondern fügt ihnen neue, mit eigenen Erzählungen gespickte Aspekte hinzu. Besonders in Kapitel 8 verdeutlicht er nochmals seine Perspektive, dass die Aktualität Goffmans mit seiner Weiterentwicklung einhergeht. „Theoretische Globalrezeptionen“ (S. 190ff), verstanden als Systematisierung und Einordnung in bestehende Schulen, und „Steinbruchrezeptionen“ (S. 194ff), im Sinne der Verwendung lediglich einzelner relevanter Konzepte Goffmans, werden kurz aufgegriffen, um dann jedoch damit zu enden, dass Goffmans eigener, offener und unkonventioneller Erkenntnisweg, seine „hoch einflussreiche Soziologie“ (S. 209) unbedingt weiter genutzt werden sollte, um menschliche Erfahrungen und Handlungen in der Welt zu erforschen. Dellwings Buch, selbst nicht immer leicht verständlich, ist eine gute Vorbereitung darauf.

Ferner:

Koch-Straube, U. (1997): Fremde Welt Pflegeheim. Eine ethnologische Studie, Bern.

Palm, L. (2010). Sterben lernen. Eine Dramaturgie des Sterbens im Hospiz. Bachelorthesis an der Zeppelin University.

Autorenbeschreibung

Prof. Dr. Martin W. Schnell (M.A.) ist Lehrstuhlinhaber für Sozialphilosophie und Ethik sowie Direktor des Instituts für Ethik und Kommunikation im Gesundheitswesen (IEKG), Universität Witten/Herdecke.

Dr. Christine Dunger (MSc) ist wiss. Mitarbeiterin am Lehrstuhl für Sozialphilosophie und Ethik sowie Mitarbeiterin am Institut für Ethik und Kommunikation im Gesundheitswesen (IEKG), Universität Witten/Herdecke. Studiert und promoviert hat sie am Department für Pflegewissenschaft der Universität Witten/Herdecke.

Prof. Dr. med. Claudia Bausewein (MSc, PhD), Internistin mit Zusatzweiterbildung Palliativmedizin, ist Lehrstuhlinhaberin für Palliativmedizin an der Münchner Ludwig-Maximilians-Universität und Direktorin der Klinik und Poliklinik für Palliativmedizin am Klinikum der Universität München. Ihren Doctor of Philosophy in Medicine (PhD) machte sie am King's College London.

M. W. Schnell et al. (Hrsg.), *Pflege bei Atemnot am Lebensende*, Palliative Care und Forschung, https://doi.org/10.1007/978-3-658-24172-8